1. Auflage

Der Autor wird vertreten durch

PMCE GmbH
Karl Marx Straße 119
14656 Brieselang

Covergestaltung:
Jana Schuhmann, https://schuhmannjana.wixsite.com/individualgraphics

Inhalt

Einleitung

Wusstest du, dass Schmetterlinge mit den Füßen schmecken? Und deine Zunge nicht an deine Ellbogenspitze heranreicht? Oder hat dir schon einmal jemand erzählt, welche Schuhgröße die Freiheitsstatue trägt? Falls nicht, dann bist du hier auf jeden Fall goldrichtig. Und falls doch, wird es in diesem Buch noch eine Vielzahl an weiteren spannenden Fakten geben, die dich umhauen werden. Versprochen!

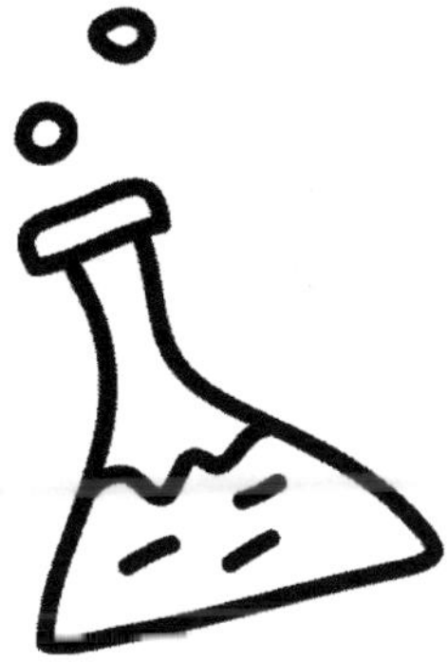

Du erfährst auf den folgenden Seiten, warum du in Schweden keinen Hering in Dosen mit ins Flugzeug nehmen darfst und dass der Snickers-Schokoriegel nach einem Pferd benannt wurde. Manche Fragen hast du dir vielleicht sogar selbst schon einmal gestellt. Zum Beispiel, warum eigentlich nur deine Hände und Füße beim Baden schrumpelig werden, der restliche Körper jedoch nicht. Hier bekommst du endlich Antworten darauf. Darüber hinaus darfst du über so manchen Irrglauben schmunzeln und über Dutzende von unfassbaren Gegebenheiten den Kopf schütteln.

Damit nicht alle Fakten wild durcheinandergewürfelt auf dich einprasseln, wurden diese in Kategorien aufgeteilt. So kannst du dir ganz gezielt aussuchen, welcher Bereich dich gerade am meisten interessiert und direkt dorthin blättern. Bist du vor allem neugierig, was in anderen Ländern und Kulturen anders läuft als bei uns? Dann starte am besten mit dem Kapitel „Aus aller Welt“. Wenn du dich für Biologie begeisterst, werden dir wohl die Fakten aus „Tiere und Pflanzen“ und „Der menschliche Körper“ am besten gefallen. Oder bist du ein Feinschmecker? Dann schlägst du vermutlich direkt „Essen und Trinken" auf. Doch Vorsicht: Nicht alle der dort beschriebenen Kuriositäten sind auch wirklich appetitlich – wissenswert aber natürlich allemal. Unter „Erfindungen und Entdeckungen" sehen wir uns an, wo so manch praktisches Ding aus dem Alltag eigentlich herkommt. Und im Kapitel „Erde und Weltall" staunen wir gemeinsam über unsere fantastische Welt. Auch die Vergangenheit bringt jede Menge ungewöhnlichen Gesprächsstoff mit, das wirst du im Teil „Aus der Geschichte" feststellen. Wenn du dich dagegen nur zu gerne über ungeschickte Betrüger amüsierst, findest du unter „Unglaubliche Ereignisse" den passenden Lesestoff. Bei „Dies und das" bekommst du außerdem einen ganzen Schwung an lustigen und teilweise auch schrägen Neuigkeiten mitgeteilt.

Bist du bereit loszulegen? Dann drück auf die Tube, suche dir gleich dein Lieblingskapitel aus und nichts wie los! Und vergiss nicht, das Gelernte anschließend auch mit anderen zu teilen. Es wäre doch zu schade, wenn du diese unvorstellbaren Informationen nur für dich allein behältst. Übrigens – was es mit dieser Tube eigentlich auf sich hat, lernst du im Laufe des Buches ebenfalls noch ganz nebenbei.

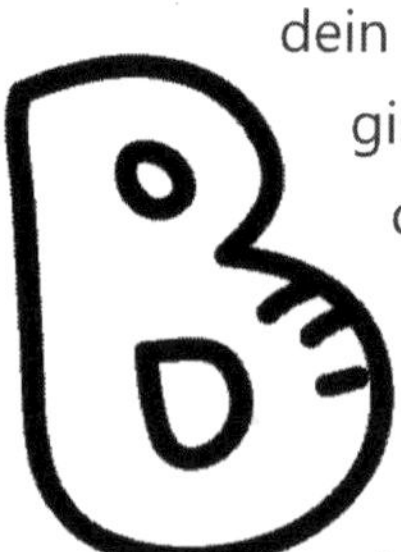

Viel Spaß und gute Unterhaltung mit diesen 200 kuriosen, interessanten und teilweise wirklich unglaublichen Tatsachen!

Hinweis:

Der Text nutzt an vielen Stellen männliche Bezeichnungen, um besser lesbar zu sein. Diese Formulierungen sollen aber nicht werten, sie gelten gleichbedeutend für alle Geschlechter.

Der menschliche Körper

1. Ein gewaltiges „Hatschi!"

Manchmal werden wir selbst überrascht, wie plötzlich und wie heftig wir niesen müssen, ohne dass sich das irgendwie durch ein Kribbeln in der Nase vorher angekündigt hätte. Ein besonders heftiges „Hatschi!" übt einen solchen Druck auf den Brustkorb aus, dass dabei unter Umständen sogar eine Rippe brechen kann. Vor allem dann, wenn man bewusst versucht, das Niesen zu verhindern oder sich gar Nase und Mund gleichzeitig zuhält. Das Gleiche gilt für starkes Husten. Allerdings sind gesunde Menschen mit kräftigen Knochen nur ganz selten von einem solchen Missgeschick betroffen. Viel häufiger erleiden Patienten mit porösen Knochen einen Bruch. Dieser kann übrigens sogar stattfinden, ohne dass du es wirklich knacken hörst. Ist die Rippe verletzt, treten dort jedoch stechende Schmerzen auf.

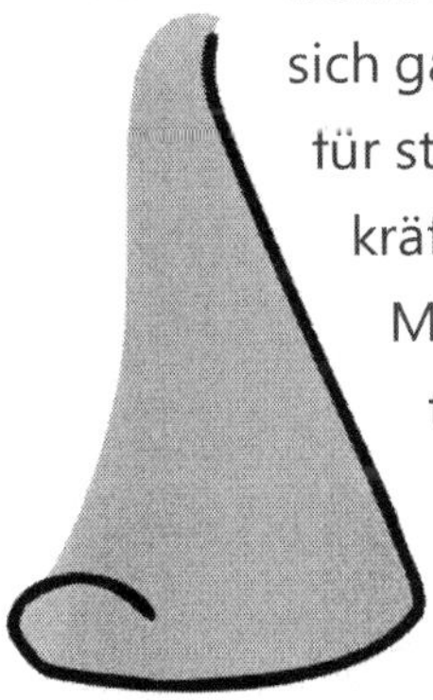

2. Clever abgetaucht

Hast du schon einmal versucht, unter Wasser einzuatmen? Natürlich nicht, du willst ja schließlich nicht ertrinken. Keiner käme deswegen vermutlich auf eine so dumme Idee. Und selbst wenn – es würde überhaupt nicht gehen. Dafür sorgt unser angeborener Tauchreflex, den auch alle anderen Säugetiere aus dem gleichen Grund haben. Er verhindert nämlich, dass Wasser in unsere Lungen gelangt. Dafür wird die Atmung automatisch unterbrochen, sobald wir in Wasser eintauchen. Selbst bei Neugeborenen funktioniert dieser Reflex von Anfang an. Denn sie sind ja schon die Monate im Mutterleib im Fruchtwasser geschwommen. An den Tauchreflex sind außerdem noch weitere Funktionen geknüpft. Gerade bei kaltem Wasser stellt sich der Körper sofort darauf ein, möglichst viel Energie zu sparen, um lange zu überleben. Der Herzschlag verlangsamt sich und der Blutkreislauf versorgt in erster Linie die wichtigsten Organe mit Sauerstoff.

3. Gut zu Fuß

Gehörst du zu den aktiven Kindern, die sich gerne bewegen, Sport machen und herumrennen? Oder liegst du eher faul auf der Couch herum? Hoffentlich trifft der erste Fall auf dich zu, denn damit sammelst du bereits viele Kilometer und wirst am Ende deines Lebens einen ordentlichen Endstand erreichen. Hätten wir Menschen ein eingebautes Tachometer wie ein Auto, so dürfte darauf bei den meisten 80-Jährigen eine Zahl erscheinen, die um die 170.000 Kilometer anzeigt. Denn diese Strecke legt ein Mensch hierzulande im Durchschnitt im Laufe seines Lebens zu Fuß zurück. Man könnte genauso sagen, man ist dann viermal am Äquator entlang um die Erde marschiert. Leider wird die Zahl mit der Zeit immer niedriger, weil wir inzwischen viele Wege im Auto zurücklegen und auch bei der Arbeit viel mehr sitzen als früher. Deshalb nichts wie raus vor die Tür und schon mal ein paar Extrakilometer sammeln!

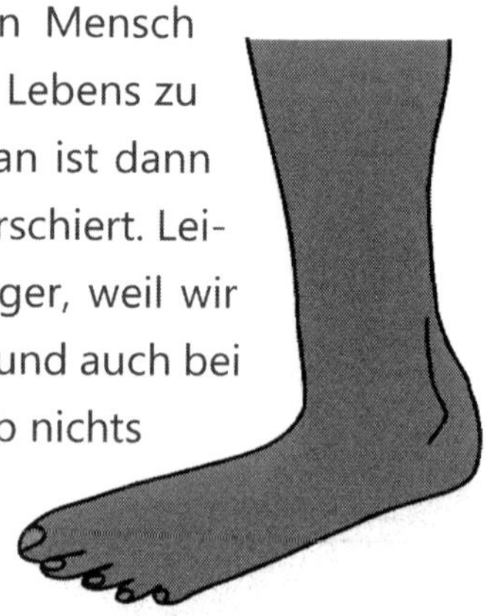

4. Faltig und schrumpelig

Hast du dir mal deine Handflächen angesehen, nachdem du für eine gute Weile im Schwimmbecken warst? Sie werden total schrumpelig, so als wärst du schon uralt und hättest jede Menge Falten, stimmt´s? An den Fußsohlen passiert genau das Gleiche. Aber am restlichen Körper seltsamerweise nicht. Grund dafür ist die Hornhaut, die du nur an Händen und Füßen hast. In ihren Zellen ist der Salzgehalt höher als in regulären Hautzellen. Unsere Haut ist allgemein sehr leicht zu durchdringen. Und zwar nicht mit einem Messer, sondern mit Flüssigkeiten. So wie Schweiß aus der Haut austritt, kann umgekehrt Wasser in die Haut hineinströmen. An den Hornhautzellen passiert genau das, damit der Salzgehalt verdünnt und ausgeglichen wird. Dadurch quellen sie auf und dehnen sich aus, wodurch die Schrumpeln entstehen. Die sehen vielleicht nicht schön aus, sind aber sehr sinnvoll! Denn so hast du einen viel besseren Halt im Nassen. Drehst du deine Schwimmrunde aber im Ozean anstatt im Pool, ist der Effekt lange nicht so stark. Denn das Meerwasser selbst ist ebenfalls salzig, deswegen strömt nur sehr wenig davon in die Hornhautzellen hinein.

5. Verräterische Tränen

Ist es dir schon mal passiert, dass eine kleine Träne im Augenwinkel dich verraten hat? Du wolltest eigentlich gar nicht weinen, sondern stattdessen sehr tapfer vor den anderen dastehen, aber jemand hat es doch glitzern sehen. In diesem Fall dürfte die erste Träne wohl aus deinem linken Auge gekommen sein. Wieso denn das? Tränen fließen ja wohl aus beiden Augen! Ja, das ist natürlich richtig. Laut Erkenntnissen aus der Wissenschaft wird aber die Tränendrüse in einem Auge zuerst aktiviert. Und welche das ist, hängt davon ab, wodurch das Weinen ausgelöst wird. Fühlt man körperlichen oder seelischen Schmerz, so kommt der erste Tropfen aus dem linken Auge. Das trifft also zu, wenn du fällst, dein Haustier verstirbt oder auch, wenn du sehr wütend oder enttäuscht bist. Weint man hingegen vor Freude oder Erleichterung, so produziert das rechte Auge schneller Tränen. Du kannst ja mal versuchen, darauf zu achten, wenn die nächste Träne bei dir kullert.

6. Schlaue Köpfchen

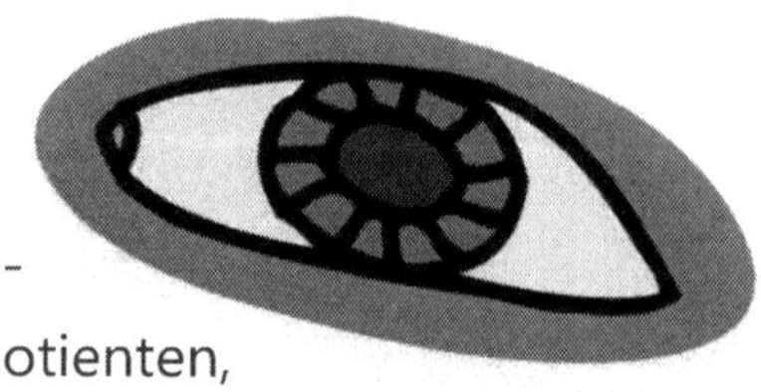

Manche Menschen halten sich bekanntlich für oberschlau und machen sich dabei nicht unbedingt beliebt. Andere sind es wirklich, weil sie einen ungewöhnlich hohen IQ, also Intelligenzquotienten, haben. Diesen kann man durch einen Test messen lassen, und das bereits im Kindesalter. Bei Erwachsenen liegt der Wert normalerweise zwischen 85 und 115. Nur ungefähr jeder fünfzigste Mensch ist so auffällig klug, dass sein IQ mindestens 130 beträgt. Diese Leute nennt man „hochbegabt". Das heißt aber nicht, dass sie automatisch alles im Leben besser können als andere. Doch sie lernen zum Beispiel außergewöhnlich schnell Neues und können es sich direkt merken und sie können komplizierte Gedanken und Zusammenhänge rasch verstehen. Dafür gibt es viele Beispiele von berühmten Genies aus der Vergangenheit, die Großes zustande gebracht haben. Albert Einsteins IQ dürfte bei etwa 170 gelegen haben, der des Schriftstellers Johann Wolfgang von Goethe sogar bei 210.

7. Lebenslanges Herzklopfen

Dass unser Herz rund um die Uhr schlägt, um alle Gliedmaßen mit Blut zu versorgen, bekommen wir normalerweise überhaupt nicht mit. Es sei denn, wir haben vor Aufregung richtig dolles Herzklopfen. Dann kann man das in der ganzen Brust spüren und die Schläge sind nicht nur intensiver, sondern vor allem auch schneller als sonst. Der Körper befindet sich also sozusagen in Alarmbereitschaft. Wenn wir Sport treiben oder uns auf andere Art körperlich anstrengen, passiert genau das Gleiche. Anschließend beruhigt sich der Herzschlag wieder und liegt bei Erwachsenen im Normalzustand bei circa 70 Schlägen pro Minute. Diese Zahl heißt deswegen „Ruhepuls". Das Herz von Kindern und Jugendlichen ist übrigens viel schneller unterwegs. Hier liegt der Ruhepuls bei 90. Und das Herz von Babys pumpt sogar ganz hektisch 150 Mal pro Minute. Das liegt ganz einfach an der Größe des Herzens: Ist es noch sehr klein, kann es nur entsprechend winzige Blutmengen weiterpumpen. Und je größer das Organ heranwächst, desto leistungsfähiger wird es schließlich. Da reichen dann weniger, dafür aber kräftigere Pumpbewegungen aus.

8. Menschliche Supersensoren

Unsere Fingerkuppen sind unser bestes Tastorgan. Denn daran sitzen unzählige winzig kleine Sinneszellen, die verschiedene Informationen ans Gehirn weitergeben können – zum Beispiel, ob ein Stoff sich rau oder glatt anfühlt, ob die Tischplatte nass oder trocken und der Heizkörper warm oder kalt ist. Sie können feine Rillen erspüren und sogar ein winziges Sandkorn wahrnehmen. Der Tastsinn ist sogar so gut ausgeprägt, dass sich mikroskopisch kleine Formen von nur 13 Nanometern Größe damit unterscheiden lassen. Diese Zahl sagt uns allerdings leider wenig. Um zu verstehen, wie empfindsam diese eingebauten Supersensoren tatsächlich sind, brauchen wir einen verständlichen Vergleich: Wäre die Kuppe deines Zeigefingers so groß wie unser Erdball, dann könnten die Tastzellen darauf sogar noch den Unterschied zwischen einem Auto und einem Wohnhaus ertasten. Wow, wenn das mal keine beeindruckende Leistung ist!

9. Automatisch verstummen

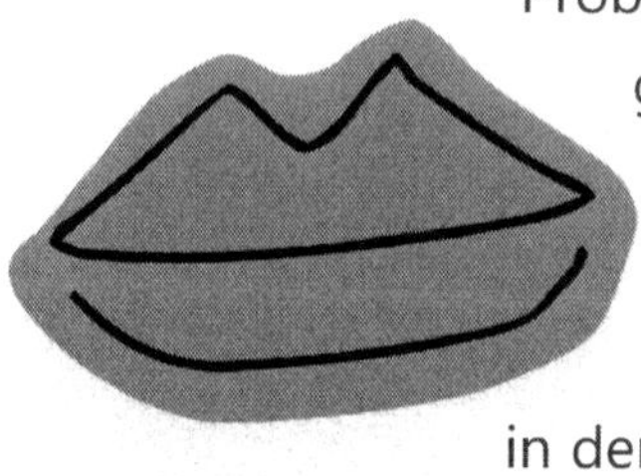

Probiere einmal aus, wie gut dir diese Aufgabe gelingt: Schließe den Mund und atme tief ein. Halte dir dann mit zwei Fingern beide Nasenlöcher gut zu. Dann fängst du an, eine Melodie zu summen, die dir gerade so in den Kopf kommt. 21 – 22 – 23 – 24... was, war das etwa schon alles? Wieso hat die Melodie denn plötzlich aufgehört? Das weißt du vermutlich selbst nicht, aber nach ein paar Sekunden ist einfach kein weiterer Ton mehr herausgekommen, richtig? Keine Sorge, das geht allen so. Egal, wie sehr man sich anstrengt – es ist absolut unmöglich, noch länger weiterzusummen. Das Phänomen hat damit zu tun, dass unsere Stimmbänder in Schwingung gebracht werden, sobald Atemluft daran vorbeigepresst wird. Da du aber Mund und Nase geschlossen hast, kann die Luft nicht lange strömen und es kann auch keine neue nachfließen. Deswegen verebbt dein Summen sehr schnell, ohne dass du es irgendwie kontrollieren könntest.

10. Haarige Stolperfalle

Jeder Mann trägt seinen Bart nach eigenem Ermessen. Manche rasieren sich das komplette Gesicht glatt, andere bevorzugen einen Dreitagebart und wieder andere einen Schnurr- oder Vollbart. Tatsache ist, dass die Herren ihr Leben lang ganz schön oft daran herumschnippeln müssen, damit alles in Form bleibt. Und wenn der Bart stattdessen einfach immer weiterwächst? Dann kommt der Tag, an dem sein Besitzer wohl in hohem Bogen darüber stolpert. Nach Jahrzehnten könnte er ihn sogar wie eine lange Schleppe hinter sich herziehen. Bleibt der Bart nämlich ab dem Jugendalter das komplette restliche Leben einfach stehen und wächst ungeschnitten vor sich hin, so dürfte er bei einem alten Greis auf die stolze Länge von 8,3 Metern kommen. Nicht auszudenken, wie man den sauber und gepflegt halten möchte. Da ist die Rasur wohl doch die wesentlich praktischere Lösung.

11. Auf Biegen und Brechen

Kannst du bitte mal kurz mit deiner Zunge deinen Ellbogen berühren? „Komische Aufgabe, aber klar, warum nicht?", wirst du vielleicht denken. Also los geht´s... Hey, hat das etwa nicht geklappt? Versuche es noch ein zweites Mal, du kannst auch gerne den anderen Arm zu Hilfe nehmen. Mit großer Wahrscheinlichkeit dürften dir immer noch mindestens ein paar Zentimeter fehlen. Da kannst du den Ellbogen biegen und drehen, wie du möchtest, brich dir aber bitte nicht die Knochen! Die meisten Leute können dieses Kunststück genauso wenig vollbringen

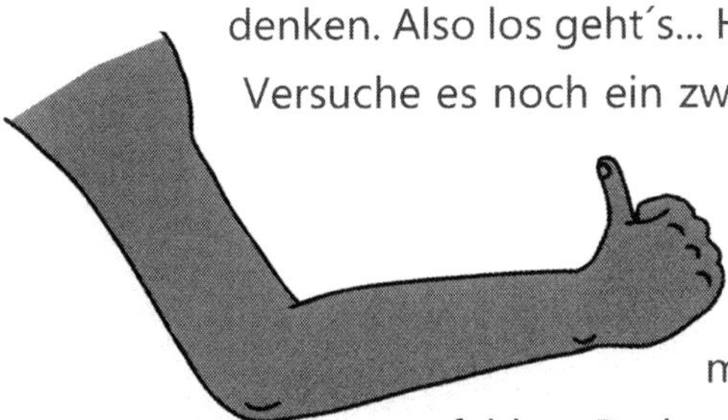

wie du, nur ganz wenige sind von Natur aus so flexibel. Vielleicht gehörst du stattdessen aber zu dem einen Prozent der Menschheit, der mit seiner Zunge bis hoch zur Nasenspitze kommt. Und wenn auch das nicht klappt, weißt du jetzt, dass das nicht anders zu erwarten war.

12. Das geht einem auf die Nerven

Vielleicht sind es die Ermahnungen deiner Eltern, die Mathehausaufgaben oder der Lärm der Nachbarn. Jeder fühlt sich von anderen Dingen belästigt, sie gehen ihm „auf die Nerven". Doch auf welche genau? Schließlich haben wir im gesamten Körper ein unvorstellbar ausgedehntes Netz aus feinsten Nervenfasern. Wir brauchen diese, damit unser Körper in Windeseile Reize vom Gehirn an bestimmte Körperteile weiterleiten kann. All die winzig dünnen und für uns mit dem Auge unsichtbaren Nerven bilden untereinander Verknüpfungen wie eine Superschaltzentrale. Ohne Nerven könnten wir weder gehen noch Grimassen schneiden. Wird ein größerer Nerv verletzt, sind deswegen häufig manche Funktionen komplett außer Betrieb gesetzt. Würde man alle Nervenbahnen eines erwachsenen Menschen in einem langen Stück aneinanderreihen, so wäre dieses 5,8 Millionen Kilometer lang! Und damit könnte man es 145 Mal um unsere Erde herumwickeln! Unfassbar, oder?

13. Lustiges Muskeltraining

Wer etwas für seinen Körper tun möchte, geht dafür oft ins Fitnessstudio. Da werden dann alle möglichen Geräte benutzt, um einzelne Muskeln aufzubauen. Die meisten Leute trainieren auf diese Art ihre

Bauchmuskeln, sorgen für starke Beine oder einen kräftigen Bizeps. So bleibt alles schön in Form. Kein Mensch jedoch trainiert sein Gesicht, dabei sitzen auch dort jede Menge Muskeln. 50 Stück sind es, mit denen wir unsere Mimik steuern, also zum Beispiel die Stirn runzeln oder die Nase kräuseln. Und diese können genauso erschlaffen wie andere Muskeln auch, wenn sie nicht regelmäßig benutzt werden. Klar, für ein Gesichtstraining braucht man weder Hanteln noch ein Springseil. Und ins Studio muss man dafür ebenso wenig gehen. Es reicht völlig aus, sich zu Hause vor den Spiegel zu stellen und die blödesten Grimassen zu ziehen. Die beste Übung von allen ist aber immer noch herzhaftes Lachen. Denn dabei kommen nicht nur die Gesichtsmuskeln zum Einsatz, auch dein Bauch muss ganz schön was leisten. Ein ideales Ganzkörpertraining also, das obendrein richtig viel Spaß macht.

14. Vom Popo zum Mund

Ihhhh, nein, lieber andersherum, oder? Schließlich essen wir erst etwas, das dann irgendwann hinten wieder herauskommt. Da hast du natürlich vollkommen recht. Aber zum Zeitpunkt deiner Entstehung war die Reihenfolge tatsächlich einmal andersherum. Als du nämlich im Mutterleib gerade erst zu einem Embryo gereift bist, hat sich zuerst dein Anus entwickelt. Erst im Anschluss daran wurde dein Mund angelegt – deswegen werden wir Menschen in der Biologie als „Neumünder" bezeichnet. All das passiert in der achten Schwangerschaftswoche. Du musst dir das Ganze also sehr vereinfacht vorstellen. Zu diesem Zeitpunkt ist ein Baby noch so winzig wie eine Himbeere und erinnert mehr an einen Außerirdischen mit einem zu großen Kopf. Die Arme und Beine sind noch kurze Stumpen und durch den Körper geht ein ganz einfacher Verdauungskanal, der sich erst später in Speiseröhre, Magen und Darm unterteilt.

15. Gar nicht mehr handlich

Lange, bunt lackierte Fingernägel sind bei vielen Frauen in Mode. Dazu lassen sie sich oft noch künstliche Nägel aufkleben, die etwas stabiler als die eigenen sind. Außerdem haben viele gar nicht die Geduld, die Nägel wachsen zu lassen. Im Vergleich zu unseren Haaren wachsen unsere Nägel zwar ebenfalls ständig nach, dafür aber nicht ganz so schnell. Etwa ein Millimeter pro Woche ist der Durchschnitt. Das hört sich zwar nach sehr wenig an, aber im Laufe eines Lebens würde sich daraus eine Gesamtlänge von 28 Metern ergeben! Damit kann sich natürlich kein Mensch mehr bewegen, die Nägel brechen irgendwann ab und wachsen ab einer bestimmten Länge auch nicht mehr gerade, sondern kringeln sich wie bei einem Fabelwesen. Den Guinness-Weltrekord der längsten Fingernägel schaffte ein Inder namens Shridhar Chillal, der sich 62 Jahre lang die Nägel der linken Hand auf eine Länge von fast zwei Metern wachsen ließ.

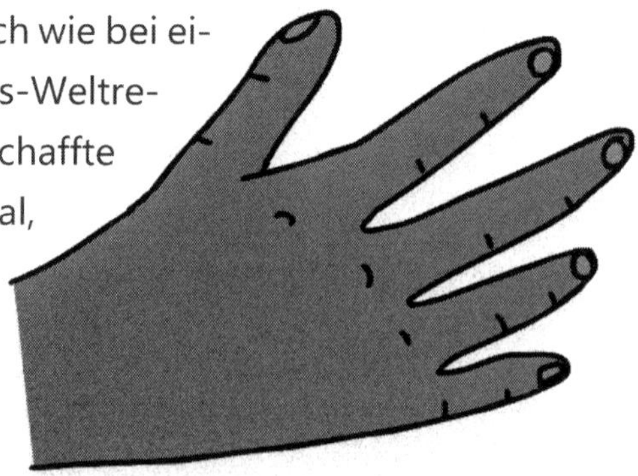

Erde und Weltall

16. Endlos lange Tage

Wenn du einem bestimmten Ereignis entgegenfieberst, dreht sich der Zeiger auf der Uhr deinem Gefühl nach viel langsamer als sonst. Minuten kommen dir wie Stunden vor und Stunden wie Tage. Falls du sogar bis zum nächsten Tag ausharren musst, bis der Kalender endlich das sehnsüchtig erwartete Datum anzeigt, ist es noch schlimmer. Trotz allem hast du dennoch ein Riesenglück, diese Wartezeit auf der Erde verbringen zu können. Denn säßest du stattdessen auf dem Mond, würdest du vermutlich durchdrehen. Ein einziger Tag dauert dort nämlich nicht wie hier 24 Stunden, sondern genau 708 Stunden, 44 Minuten und 2,8 Sekunden. Das sind umgerechnet 29,5 Tage auf der Erde! Der Grund hierfür ist, dass sich der Mond viel langsamer um seine eigene Achse dreht, als die Erde das tut. Außerdem bremsen die Gezeitenkräfte von unserem Planeten ihn selbst zusätzlich aus. Falls dir jemals jemand auf dem Mond versprechen sollte, dir morgen ein riesengroßes Geschenk vorbeizubringen, bist zu jetzt gewarnt: Du wirst darauf fast einen kompletten Monat warten müssen.

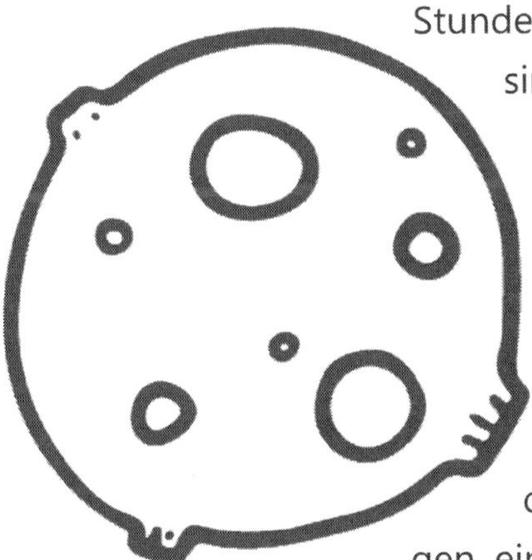

17. Leuchtend weiße Sonnenstrahlen

Das muss wohl ein Schreibfehler sein, denn die Sonne ist doch eigentlich gelb. Obwohl… wenn sie an ganz besonders heißen Tagen richtig intensiv leuchtet, sodass man kaum hinsehen kann, erscheint sie tatsächlich eher weiß. Aber was stimmt denn jetzt eigentlich? Fakt ist: Die Sonne ist im Weltraum eindeutig weiß, das ist somit ihre tatsächliche Farbe. Dass wir sie auf der Erde mit einem gelben Farbton wahrnehmen, hat aber einen Grund: Die Erdatmosphäre verfälscht die Farbe. Denn sobald die Lichtstrahlen auf die Luftmoleküle in der Atmosphäre treffen, werden sie in alle möglichen Richtungen gestreut. Am stärksten sind davon die kurzwelligen blauen Anteile des Lichts betroffen. In der Folge erscheint uns der Himmel blau. Der blaue Teil im Lichtspektrum fehlt damit aber so gut wie vollkommen. So gelangt das Sonnenlicht also fast ohne blaue Anteile bis auf die Erde. Unsere Sehnerven nehmen die Sonne deswegen als gelbe Kugel wahr.

18. Gut erzogene Astronauten

Vor anderen Leuten zu rülpsen, ist nicht gerade die feine Art. Aber trotzdem ist es dir wohl schon mal aus Versehen passiert. Denn was in unserem Magen passiert, lässt sich nicht bewusst steuern. Es sei denn, du bist Astronaut im Weltall. Dann wirst du automatisch gute Manieren zeigen. Das liegt an der Schwerelosigkeit. Denn befindest du dich auf der Erde, so sinkt dein Mageninhalt von allein nach unten, während die unbemerkt ebenfalls hinuntergeschluckte Luft sich darüber ansammelt. Im Weltall aber bewegt sich ein schaumiger Brei aus fester Nahrung und Luftblasen in deinem Magen, deswegen kann das Gas nicht entweichen. Ein Aufstoßen ist also schlichtweg unmöglich. Mit der guten Erziehung ist es allerdings an anderer Stelle schnell vorbei. Denn pupsen kann ein Astronaut sehr wohl. Und leider wird ihm gerade zu Beginn seiner Reise oft furchtbar übel, sodass er sich häufig übergeben muss. Bedauerlich nur, dass sich die Schwerelosigkeit hierbei sehr negativ bemerkbar macht: Der Mageninhalt schwebt quasi in der Luft, anstatt in der Kloschüssel zu landen.

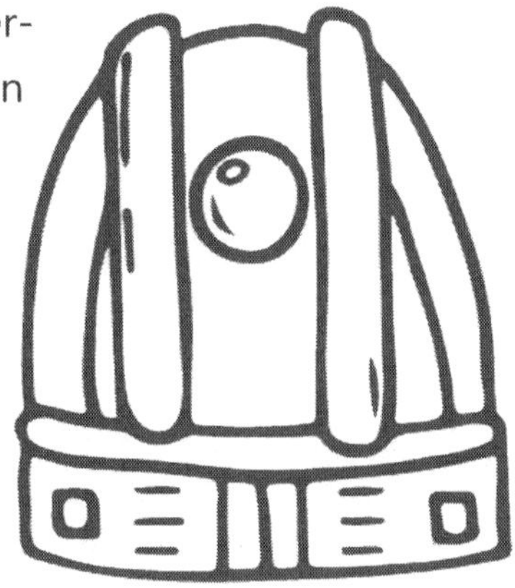

19. Einlochen auf dem Mond

Ungewöhnliche Orte zum Golfspielen gibt es wahrlich genug. Auf manchen Golfplätzen braucht man eine Seilbahn oder sogar einen Helikopter, um zu einer bestimmten Abschlagstelle zu gelangen. Einer der imposantesten Golfplätze weltweit liegt 65 Meter unter dem Meeresspiegel und ein anderer hat sogar einen beheizten Rasen. Manchmal fliegt der Ball sogar über Ländergrenzen oder durch den Lebensraum wilder Tiere. Trotz allem dürfte der spektakulärste Abschuss eines Golfballs wohl auf dem Mond erfolgt sein. Im Jahr 1971 wurden zwei Bälle und ein Golfschläger von Astronaut Alan Shepard an Bord der Raumfähre Apollo 14 geschmuggelt. Durch den steifen Raumanzug und seine störenden Handschuhe hatte er sehr wenig Bewegungsfreiheit. So konnte er den Schläger nur mit einer Hand greifen, traf beim zweiten Ball aber dennoch gut. Dieser flog stolze 400 Meter weit. Ein solches Ergebnis wurde auf der Erde noch nie erzielt. Aber Alan Shepard konnte sich nichts auf sein Talent einbilden. Ihm kam einfach die geringe Anziehungskraft auf dem Mond zugute, durch die der Golfball auf und davon flog.

20. Ein Katzensprung in die Vergangenheit

Manchmal würden wir gerne die Zeit zurückdrehen und den gestrigen Tag noch einmal erleben. Wer auf Big Diomede Island lebt, kann dieses Kunststück tatsächlich sehr leicht vollbringen. Nein, die Menschen dort haben keine Zauberkräfte. Sie wohnen nur einfach an einem einzigartigen Ort. Denn ihre Insel im Arktischen Ozean liegt genau zwischen den äußersten Zipfeln von Russland und Alaska. Und nebenan, nur vier Kilometer entfernt, befindet sich noch eine zweite Insel – Little Diomede Island. Während Big Diomede Island zu Russland gehört, zählt die benachbarte Insel zu den USA. Und ausgerechnet genau dazwischen verläuft die offizielle Datumsgrenze, sodass der Zeitunterschied zwischen den beiden Nachbarn stolze 21 Stunden beträgt! Ist also auf Big Diomede schon Montagmorgen, sitzen die Leute auf Little Diomede noch ganz in Ruhe beim sonntäglichen Mittagessen. Es wäre somit ein Leichtes, einfach überzusetzen und den gestrigen Tag noch einmal zu erleben.

21. Gut gesalzen

Dass die Ozeane salzhaltig sind, ist nichts Neues. Wenn du schon einmal irgendwo im Meer geschwommen bist und einen Mund voll Wasser geschluckt hast, kennst du den typischen Geschmack sogar selbst. Dabei ist die Salzkonzentration eigentlich ziemlich gering. Wenn du zwei Esslöffel Speisesalz in einem Liter Leitungswasser auflöst, bekommst du das gleiche Ergebnis. Würde man aber alles Salz aus den Meeren herausfiltern und zu Salzkörnern trocknen lassen, käme eine beeindruckende Menge zusammen. Diese würde nämlich ausreichen, um damit alle Kontinente unter einer anderthalb Meter hohen Salzschicht zu begraben. Übrigens sind manche Meere wie das Mittelmeer etwas salziger als andere. Das kommt daher, dass dort durch die hohen Temperaturen viel Wasser verdunstet und die Salzkonzentration deswegen erhöht ist. Am salzigsten ist das Tote Meer in Israel, bei dem es sich aber eigentlich um einen See unter falschem Namen handelt.

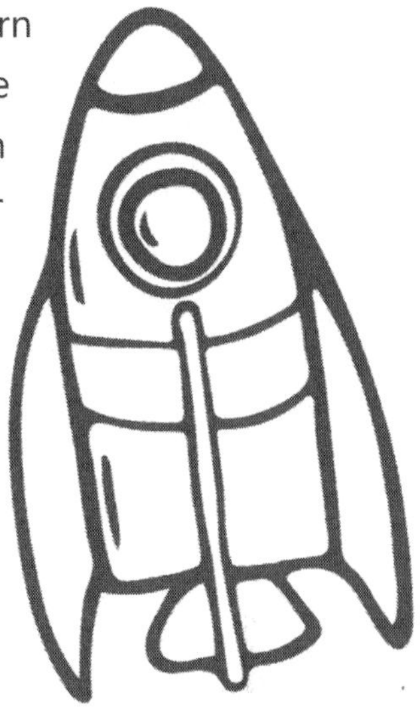

22. Tonnenschwerer Niederschlag

Was eine Schneeflocke wohl wiegt? Pfff, nicht der Rede wert, so winzig und luftig, wie das kleine Ding ist. Doch wenn es ans Schneeschippen geht, wiegt die Vielzahl der einzelnen Flocken plötzlich ganz gewaltig. Und ein Regentropfen? Der bringt gerade einmal bis zu 0,03 Gramm auf die Waage. Doch gießt es tagelang in Strömen, sammelt sich auch damit ein ordentliches Gewicht an. Rechnet man den gesamten Niederschlag zusammen, der pro Sekunde auf die Erde fällt, wird man von der Zahl sprichwörtlich erschlagen. Es sind nämlich 14 Milliarden Kilogramm in Form von Regen und Schnee. Also so viel wie 14 Millionen Bullen, die vom Himmel herunterplumpsen. Besonders regenreiche Länder sind beispielsweise Indien, Neuseeland und Australien. Ein Großteil des Schnees fällt währenddessen in Regionen mit den höchsten Gipfeln, also auf den Himalaya und die Anden. Aber auch in Japan, den USA, Kanada, Skandinavien, Russland, Österreich, Frankreich und der Schweiz fehlt es nicht an

Neuschnee. In der Arktis und Antarktis sieht man zwar weiß, so weit das Auge reicht, die Neuschneemenge pro Jahr ist aber vergleichsweise klein.

23. Überbevölkerter Boden

Auf unserem Planeten leben heutzutage schätzungsweise 7,85 Milliarden Menschen. Diese Zahl ist zwar wirklich schwer zu fassen, aber zumindest wird uns klar, dass es verdammt viele sind. Stellst du dich allerdings auf eine Wiese oder in den Garten, so befinden sich allein unter deinen beiden Füßen doppelt so viele Lebewesen auf einmal! Denn eine Handvoll Erde beheimatet ebenfalls 7,85 Milliarden Lebewesen. Die meisten davon sind winzig und bestehen gerade einmal aus einer einzigen Zelle. Somit sind sie erst unter einem speziellen Mikroskop überhaupt zu erkennen. Dazu gehören zum Beispiel Pilze und Bakterien, Algen oder Fadenwürmer. Aber auch unzählige Springschwänze, Borstenwürmer, Milben und Rädertiere befinden sich darunter. Die sind zwar schon etwas größer, aber mit dem menschlichen Auge trotzdem nicht zu sehen. Zusätzlich tummeln sich natürlich noch weitere tierische Bewohner in der Erde, die dir vertraut sind: Schnecken und Spinnen, Würmer, Käfer, Kellerasseln sowie deren Eier und Larven. Du kannst ja mal nachzählen, wie viele sichtbare Lebewesen du in einer Handvoll Erde entdeckst.

24. Unbezahlbare Klamotten

Bei manchen ausgefallenen Kleidern oder Mänteln von bekannten Designern kann man die Zahlen auf den Etiketten kaum glauben. Bis in die Zehntausende können die Preise für ein einziges Kleidungsstück gehen. Anstatt besonders hübsch oder praktisch zu sein, sind die Teile obendrein meistens eher schräg und sehr auffällig. Trotz der völlig übertriebenen Preise sind diese Stücke aber immer noch die reinsten Schnäppchen, wenn man sie mit einem voll funktionsfähigen Raumanzug vergleicht. Denn dieser kostet über 9,7 Millionen Euro! Er soll natürlich weder besonders schick aussehen, noch den neuesten Trend setzen. Stattdessen hat die einzigartige Schutzkleidung lediglich einen Zweck: Sie soll den Astronauten darin am Leben erhalten, wenn er die Raumstation verlässt. Weil draußen im All ein Vakuum herrscht, muss im Inneren des Raumanzugs der richtige Druck erzeugt werden, sodass der Astronaut normal atmen kann. Er bekommt Sauerstoff in den Helm geleitet, die ausgeatmete Luft wird gleichzeitig abgeführt. Außerdem bewahrt der Anzug den Astronauten vor Strahlung, gefährlichen Gasen und extremen Temperaturen. Auch ein kleiner Trinkbeutel ist eingebaut, ebenso wie eine spezielle Windel für den Fall der Fälle.

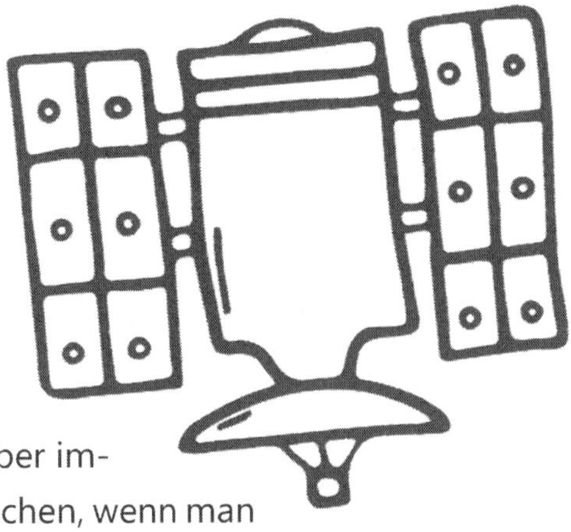

25. Ein Vulkan wird geboren

Wie spannend wäre das wohl, wenn du live beim Entstehen eines neuen Vulkans zusehen könntest? Gibt´s nicht? Doch, das ist tatsächlich möglich. Denn nicht alle Vulkane befinden sich schon seit Tausenden von Jahren auf der Erde. Durch den großen unterirdischen Druck werden immer wieder neue Vulkane einfach aus der

Oberfläche herausgedrückt – und zwar sowohl aktive als auch schlummernde Exemplare. Zuletzt ist das im Jahr 1943 in der Nähe von Uruapan in Mexiko passiert. In einem aktiven Vulkanfeld riss damals plötzlich ein neuer Schlot im Boden auf. In blitzartiger Geschwindigkeit schob sich ein neuer Vulkankegel aus dem Boden. Am ersten Tag hatte der neugeborene Vulkan Paricutín schon eine Höhe von zehn Metern, am zweiten Tag waren es bereits 50 Meter. So wuchs er in den folgenden neun Jahren konstant auf 424 Meter weiter. Dabei spuckte er regelmäßig Asche und Lava, bis er schließlich 1953 erlosch. Die Menschen in den umliegenden Dörfern konnten dieses unglaubliche Schauspiel also wirklich mit eigenen Augen verfolgen.

26. Fernab von allem

Wenn man jemanden nicht leiden kann und ihm am liebsten nicht mehr begegnen möchte, schickt man ihn sprichwörtlich „in die Wüste", was so viel sagen soll wie „möglichst weit weg". Dabei wäre jede Wüste der Welt noch vergleichsweise nah dran an der nächsten Siedlung oder Stadt. Der entlegenste Ort der Erde liegt nämlich keinesfalls im heißen Wüstensand, sondern stattdessen mitten im Ozean! Es geht dabei um eine kleine Inselgruppe mit dem Namen „Tristan da Cunha" im südlichen Atlantik. Wenn du auf dem Globus eine Linie von Buenos Aires in Argentinien nach Kapstadt in Südafrika ziehst, liegen die Inselchen ungefähr in der Mitte. Ringsum nur Wasser, Wasser, Wasser. Bis zum nächsten bewohnten Fleckchen – nämlich der Insel St. Helena – sind es

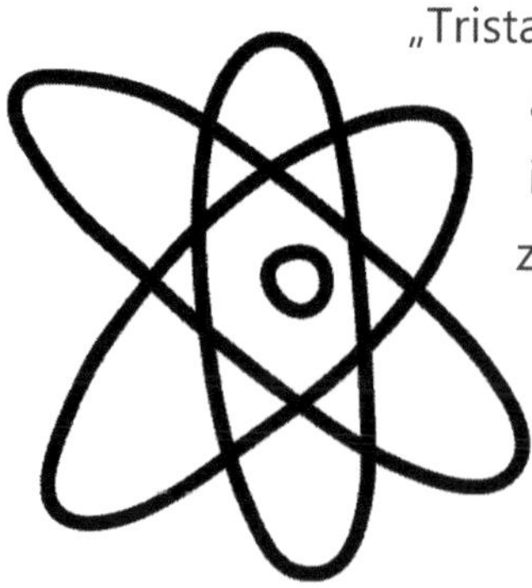

2.434 Kilometer! Noch weiter weg von allem kann man sich schlichtweg nicht aufhalten.

27. Galaktischer Staub

Wie groß stellst du dir einen Meteoriten aus dem Weltall vor? Das muss doch ein gewaltiges Teil sein, oder? Schließlich gibt es an vielen Orten auf der Erde immer noch die riesigen Krater zu sehen, welche die Geschosse bei ihrem Einschlag zurückgelassen haben. Tatsächlich aber sind Meteoriten viel häufiger so fein wie Staubkörnchen. Und von diesen bekommen wir logischerweise überhaupt nichts mit. Die Teilchen sind teilweise schon Millionen Jahre alt und gelangen pausenlos auf die Erdoberfläche. Die Menge dieses galaktischen Staubs ist immens – bis zu 24 Tonnen pro Tag rieseln völlig unbemerkt auf die Erde nieder. Vergleicht man diese Zahl mit den großen Meteoriteneinschlägen, so macht der Staub insgesamt ein viel größeres Gewicht aus. Somit sind wir überall wortwörtlich von Sternenstaub umgeben und leben unbemerkt inmitten von Urgesteinen aus dem All.

Tiere und Pflanzen

28. Wasserfester Spezialkleber

Vielleicht hast du am Ufer an großen Felsen schon einmal eine ganze Kolonie von schwarzen Miesmuscheln hängen sehen. Die Weichtiere scheinen daran regelrecht festzementiert zu sein, selbst die starke Strömung kann sie nicht mitreißen. Doch natürlich hat niemand die Muscheln dort mit Kleber befestigt. Vielmehr sind sie es selbst, die sich den Ort bewusst ausgesucht haben. Und die Muscheln produzieren zudem den absolut erstaunlichen Superkleber selbst, mit dem sie sich an ihrem Untergrund festmachen. Dieser Kleber besteht aus zwei unterschiedlichen zähen Flüssigkeiten, die im Körper gebildet werden. In einer sind vor allem Proteine enthalten, in der anderen feinste Metallmoleküle wie Eisen. Hat sich die Muschel ihr Plätzchen am Felsen ausgesucht, saugt sie sich dort mit ihrem fleischigen Fuß fest. Dann werden beide Klebstoffe durch haarfeine Kanäle im Fuß nach draußen gepresst. Sobald sie miteinander in Berührung kommen, läuft eine chemische Reaktion ab. Dadurch härtet der Muschelkleber aus und kann sogar im Wasser nicht mehr gelöst werden. Ein Zweikomponentenkleber aus dem Baumarkt funktioniert nach genau dem gleichen Prinzip.

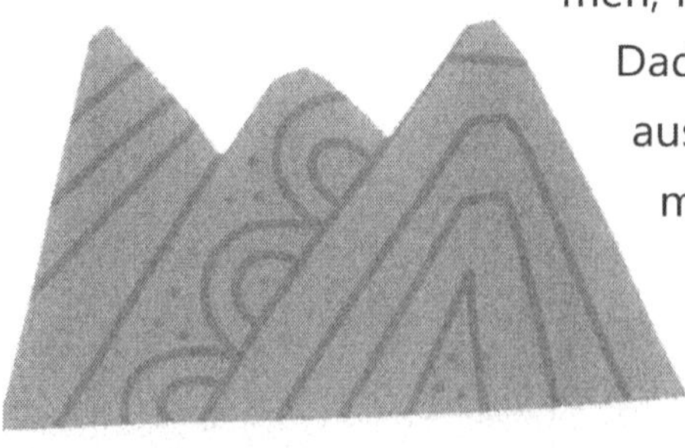

29. Kein armes Würmchen

Was meinst du, welche Größe kann ein Regenwurm in etwa erreichen? Von deinem Daumen bis zum kleinen Finger? Also vielleicht so 12 bis 15 Zentimeter? Nicht schlecht geschätzt! Das ist eher das Normalmaß bei den Tieren, die in unseren Böden so herumkriechen und die „Gemeiner Regenwurm" heißen. Und zwar nicht, weil sie so fies zu anderen Lebewesen sind, sondern weil es sich um die gewöhnlichste Gattung handelt. Tatsächlich kann diese Sorte sogar bis zu 30 Zentimeter lang werden. Jedoch bekommt man solche ungewöhnlichen Exemplare leider nur sehr selten zu Gesicht. Vergleicht man den Gemeinen Regenwurm allerdings mit einem seiner Artverwandten in Australien, so sieht er ziemlich mickrig aus. Denn die dort lebende Sorte kann bis zu zehn Mal so lang und drei Zentimeter dick werden. Doch nicht nur das, anstatt sich im feuchten Boden zu winden, kriecht der Riesenwurm auch auf Bäume hinauf. Noch beeindruckender ist da nur der Schnurwurm, der im nördlichen Atlantik zu Hause ist. Dieses sehr einfach gebaute Lebewesen kann 30 Meter lang werden!

30. Wasser marsch!

Manchmal musst du sehr dringend pinkeln und es aber trotzdem noch eine Weile aushalten. Gibt es dann endlich eine Gelegenheit, auf die Toilette zu gehen, bist du erleichtert. Es plätschert gefühlt ewig, bis deine volle Blase wieder leer ist, stimmt´s? Im Durchschnitt dürfte das Wasserlassen ungefähr 21 Sekunden dauern, und zwar unabhängig davon, wie dringend du gerade musst. Damit brauchst du genau so lange wie ein Nilpferd, ein Puma und ein Gorilla. Wissenschaftler haben herausgefunden, dass für alle Säugetiere mit einem Körpergewicht von mehr als drei Kilogramm eines gilt: Sie alle pinkeln gleich lange. Und da sind wir Menschen natürlich mit eingeschlossen. Erstaunlich ist, dass die Größe des Säugetiers dabei ebenso wenig eine Rolle spielt wie die Urinmenge, die abgegeben wird. Schließlich passen in die Blase einer Katze gerade einmal 5 Milliliter, während ein Elefant bis zu 18 Liter auf einmal loswird. Dieses Phänomen hat sogar einen eigenen Namen, es heißt das „Gesetz des Urinierens". Du kannst dir ja mal den Spaß machen, beim nächsten Toilettengang eine Stoppuhr mitzunehmen.

31. Wahres Sprungtalent

Was meinst du, welches Tier würde bei den Olympischen Spielen mit Leichtigkeit alle Wettbewerbe im Hoch- und Weitsprung gewinnen? Mal überlegen... ein Känguru? Eine Gazelle? Oder ein Delfin? Das sind alles gute Springer, die einige Meter in die Höhe schießen können. Lässt man jedoch ebenfalls Heuschrecken und Frösche antreten, so machen diese Vertreter noch wesentlich größere Sätze durch die Luft. Schließlich sind sie ja viel kleiner als die anderen Kandidaten. Trotzdem kommt keiner an den winzigen Floh heran. Vor allem der Hundefloh bricht hier alle Rekorde, und der ist gerade einmal einen Millimeter groß. Er bringt es tatsächlich fertig, 200 Mal so weit und 350 Mal so hoch zu springen wie seine eigene Körpergröße. Wenn du das nachmachen wolltest, müsstest du beim Weitsprung die Marke von 260 Metern schaffen, also quasi über drei hintereinander geparkte Passagierflugzeuge drüber hüpfen! Oder

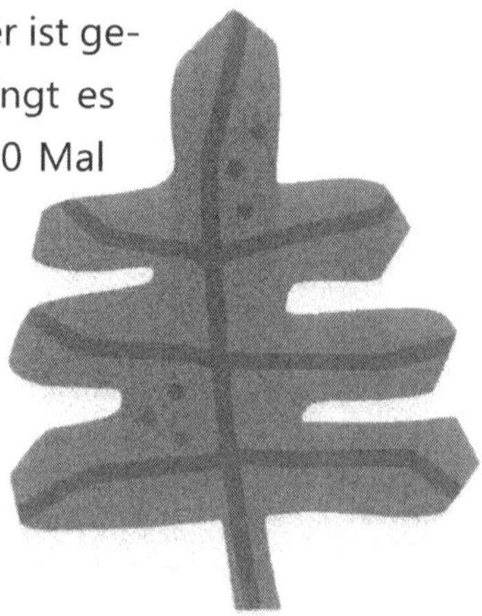

so weit in die Höhe springen, dass du sogar das Empire State Building in New York überragst.

32. Brabbelnde Fledermauskinder

Es klingt unheimlich niedlich, wenn Kleinkinder anfangen, die ersten Laute vor sich hin zu brabbeln. Erst ist es nur ein Glucksen, dann werden Silben wie „dada", „nunu" und so weiter daraus. Das Üben mit diesen Wortfetzen ist typisch, weil im Gehirn dabei die entsprechenden Verknüpfungen angelegt werden. Forscher in Mittelamerika haben herausgefunden, dass der Nachwuchs von Fledermäusen genau das Gleiche macht wie wir Menschen. Denn auch er erlernt die Verständigung durch anfängliches Brabbeln, nur eben in der eigenen Fledermaussprache. Offensichtlich machen kleinen Fledermäusen diese unverständlichen Laute wahnsinnig viel Spaß, sie können sich stundenlang damit beschäftigen. An schnatternden Vorbildern fehlt es ihnen nicht. Denn in der Höhle herrscht immer wildes Gequassel, Fledermäuse sind wahre Plappermäuler. Nur die wenigsten mitgeteilten Informationen sind für die Tiere wirklich überlebenswichtig. Beim Rest muss es sich also offensichtlich um den neuesten Klatsch und Tratsch handeln.

33. Pflanzliches Urgestein

Bei jahrhundertealten Pflanzen denkst du wie die meisten Leute gewiss sofort an Bäume. Und das ist auch alles andere als verkehrt. Vor allem Eiben und Eichen können ein immenses Alter von über tausend Jahren erreichen. Aber auch Linden, Tannen und Fichten überdauern häufig mehrere Jahrhunderte. Keiner würde jedoch je auf die Idee kommen, dass auch ein Kaktus ohne Probleme drei Mal so lange leben kann wie ein Mensch, also circa 250 Jahre – vor allem der Saguaro-Kaktus, der hauptsächlich in Wüstenregionen in den USA und Mexiko wächst und deswegen in so ziemlich jedem Westernfilm zu sehen ist. Er muss dort tagsüber extreme Hitze von über 40 Grad Celsius aushalten und Nächte überstehen, die unter den Gefrierpunkt sinken können. Der Saguaro wird bis zu zwölf Meter hoch und hat hübsche weiße Blüten. Witzig ist, dass er erst ab einem Alter von 75 Jahren einen Seitenarm austreiben kann. Zuvor wächst er einfach nur schnurstracks in die Höhe.

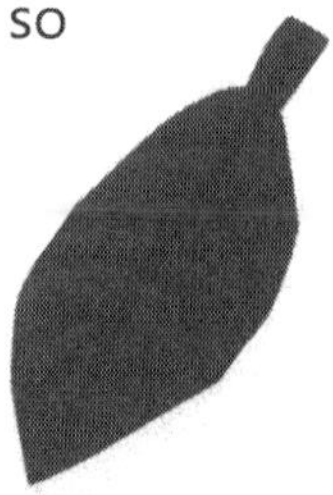

34. Klebrige Angelegenheit

Wenn du schon mal versehentlich in ein Spinnennetz gefasst oder sogar mit Gesicht und Haaren daran entlanggestreift bist, kennst du das Gefühl: Die hauchdünnen Fäden kleben ordentlich. Das ist natürlich so gewünscht, denn dadurch bleiben Insekten darin hängen, die der Spinne als leichte Beute dienen. Wird ein neues Netz gebaut, so spinnt sie zunächst ein rundes Gerüst aus einem Sekret, das nicht klebt. Dieses sieht aus wie die Speichen bei einem Rad und kostet die Spinne nur etwa eine halbe Stunde Zeit. Darauf werden dann anschließend nach einem ausgeklügelten Plan die klebrigen Fäden angebracht, um aus dem Netz die perfekte Falle zu machen. Damit die Hausherrin selbst nicht daran haften bleibt, sind ihre Beine mit einem dünnen Ölfilm überzogen. So fein die Netze auch aussehen – Spinnenfäden sind tatsächlich extrem stabil und im Vergleich sogar stärker als Stahl. Denn sie wiegen kaum etwas, können aber eine vergleichsweise große Last tragen.

35. Aus Grün wird Orange

Vielleicht hast du schon mal von Carotin gehört. Klingt der Karotte ziemlich ähnlich, oder? Und tatsächlich ist dieser Farbstoff in Möhren enthalten. Er ist ebenso für die kräftige gelbe, orange oder rote Farbe von vielen anderen Gemüse- und Obstsorten wie Tomate, Rote Bete, Paprika, Kürbis, Aprikose oder Papaya verantwortlich. Der Körper wandelt den aufgenommenen Stoff auf verschiedenste Weise um. Wir Menschen machen daraus beispielsweise wichtiges Vitamin A. Bei Hühnern ist das Carotin dagegen dafür verantwortlich, dass ihr Kamm und die Beine rot leuchten. Und auch der Eidotter hat eine umso kräftigere orange Färbung, je mehr carotinhaltiges Fressen die Tiere bekommen. Dieses Futter kann aber ebenso gut grasgrün sein. Denn obwohl es nicht so aussieht, stecken in Gurken, Spinat, Grünkohl und Brokkoli ebenfalls jede Menge Carotinoide. Diese Pflanzen haben einfach zusätzlich sehr viel grünes Chlorophyll, deswegen geht die gelborange Farbe des Carotins darin optisch völlig unter.

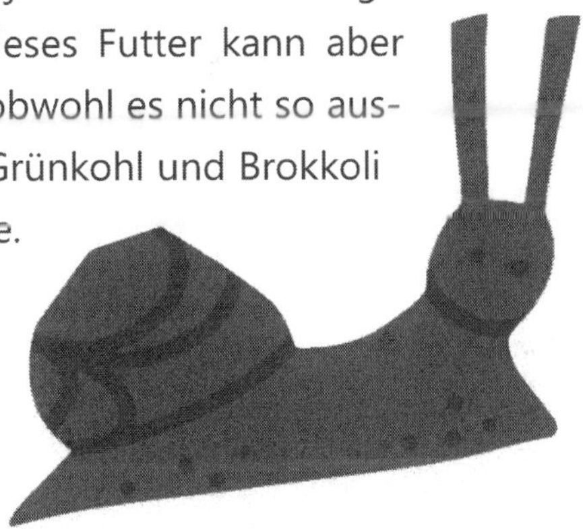

36. Erstaunliche Langstreckenflieger

Woran denkst du beim Thema „lange Flugstrecken" als Erstes? Passierflugzeuge? Oder aber Zugvögel? Ist total naheliegend, denn beide legen problemlos Tausende von Kilometern in der Luft zurück. Doch die wenigsten von uns werden wahrscheinlich auf die Idee kommen, dass es auch noch ganz kleine Flugobjekte gibt, die ebenfalls erstaunlich weit kommen: Pollen. Ja genau, die männlichen

Samen einer Pflanze, die zum Bestäuben dienen. Sie sind gerade einmal bis zu 0,1 Millimeter groß und damit so fein wie Mehlstaub. Und doch können sie bis zu 850 Kilometer weit kommen. Natürlich tun Pollen das nicht aus eigener Kraft, sie werden einfach mit dem Wind fortgetragen. Am besten gelingt das, wenn sie in Luftschichten auf über 2.000 Metern Höhe aufgewirbelt werden. Steht der Wind günstig, kann somit der Samen von einer Kiefer in Kiel problemlos bis zur Zugspitze im äußersten Süden von Deutschland gelangen und dort eine andere Kiefer befruchten.

37. Höfliche Affenbande

Zur Begrüßung sagt man „Hallo" oder „Guten Tag" und zum Abschied „Tschüss" oder „Auf Wiedersehen". Das haben dir deine Eltern sicherlich so beigebracht. In unserer Kultur gehört es zur guten Umgangsform, unsere Mitmenschen zu grüßen. Das muss nicht unbedingt mit Worten passieren, auch ein freundliches Kopfnicken oder Winken kann von allen problemlos gedeutet werden. Lässt jemand diese Begrüßungsformeln aus, wirkt er direkt unhöflich und schroff. Bonobo-Affen und Schimpansen sind anscheinend genauso gut erzogen worden. Denn sie verwenden vergleichbare Zeichen und Rituale. Sie schauen sich zum Gruß in die Augen oder berühren sich gegenseitig an Händen und Köpfen. Interessant ist, dass sie das „Hallo" und „Tschüss" bei den engsten Artgenossen jedoch auslassen. Aber auch das machen wir Menschen ja eigentlich nicht anders. Denn unsere Eltern und Geschwister sehen wir den ganzen Tag. Da wäre es ziemlich seltsam, sich ständig aufs Neue zu grüßen.

38. Eine stinkende Seltenheit

Holunderblüten, Kirschblüten, Rosen oder Lilien – die meisten Blumen verströmen einen so angenehmen Duft, dass man mit seiner Nase absichtlich sehr nah an die Blüte geht, um tief einzuatmen. Glaub mir, bei der Titanwurz würdest du das niemals freiwillig tun, sondern dich stattdessen angewidert wegdrehen! Denn diese Blume ist eine Besonderheit: Anstatt süßlich zu duften, stinkt sie extrem stark nach altem, vergammeltem Fleisch. Im Englischen wird sie deswegen sogar „Leichenblume" genannt. Das klingt ja nicht gerade verlockend, aber trotzdem ist das Tropengewächs aus Indonesien mehr als sehenswert. Es hat nämlich die größten Blüten der Welt, wobei an jeder Pflanze nur ein einziger Blütenkelch wächst. Dieser kann beachtliche 2,50 Meter groß werden. Obwohl es die Titanwurz in botanischen Gärten zu sehen gibt, ist dieser Anblick sehr selten. Denn sie blüht nur alle paar Jahre und dann für genau 72 Stunden. Nach drei Tagen schließt sich der Blütenkelch wieder und stirbt ab, das faszinierende Schauspiel ist zu Ende.

39. Wie wird das Wetter heute?

Um das zu beantworten, schaust du einfach kurz nach oben in den Himmel. Ist er sonnig oder trüb? Oder hängen vielleicht jede Menge dunkle Regenwolken über deinem Kopf? Dann kannst du dich darauf einstellen und weißt, ob es ein Tag fürs Freibad wird oder schon bald mit heftigem Regen zu rechnen ist. Nur gut, dass du kein Hausschwein bist. Denn der kompakte Körperbau der drolligen Gesellen macht es ihnen völlig unmöglich, jemals den Himmel zu sehen. Ihr Hals ist viel zu kurz, um ihn zurückbiegen zu können. Und auch die ganzen Speckfalten im Nacken unterstützen das Vorhaben nicht gerade. Selbst wenn die Schweine es mit einer seitlichen Drehung versuchen würden, wären die Ohren im Weg und würden den Blick nach oben versperren. Deswegen konzentrieren sie sich lieber auf den Boden unter ihnen und schnüffeln dort nach Nahrung. Und wie das Wetter wird, ist ihnen vermutlich herzlich egal. Ins Freibad wollen sie schließlich sowieso nicht.

40. Einzigartig gestreift

Bei einem gestreiften Tier fällt den meisten sofort der Tiger ein. Diese Raubtiere beeindrucken uns durch ihre Kraft und ihr gewaltiges Gebrüll, das man über drei Kilometer weit hören kann. Doch am markantesten ist natürlich ihr dichtes goldgelbes bis orangefarbenes Fell mit den dunklen Streifen. Dank dieser perfekten Tarnung können sie sich gut im Dickicht und hohen Gras verstecken, um so auf Beutefang zu gehen. Die Anordnung des Musters ist bei jedem Tier so individuell wie bei uns Menschen beispielsweise das Gesicht. Interessant ist aber vor allem, dass Tiger die Streifen nicht nur auf dem Fell, sondern auch darunter tragen. Sie haben nämlich in der Tat auch gestreifte Haut! Diese gestreifte Haut fehlt wiederum den Zebras, doch auch ihre Streifen sind besonders ausgeklügelt. Damit können sich die hübschen Vierbeiner zwar nicht vor Fressfeinden verstecken. Aber sie werden von der gefährlichen Tsetsefliege verschont, denn diese Insekten können die Streifen nicht richtig wahrnehmen und Zebras damit nicht als Tiere erkennen. Sie nähern sich deswegen gar nicht erst an.

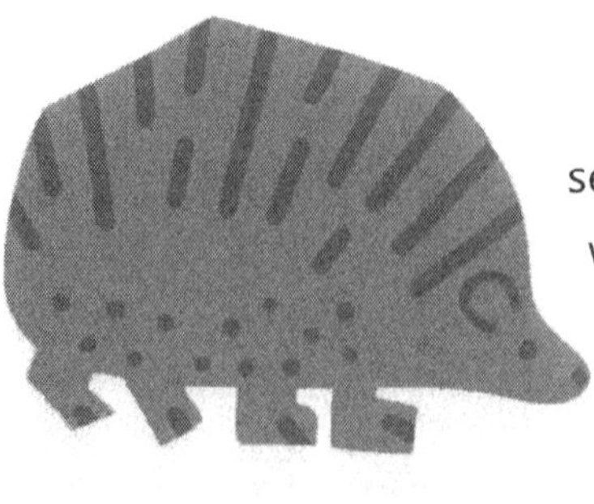

41. So was von hohl

Herrlich säuerliche Limonade ist gerade in den Sommermonaten ein erfrischendes Getränk. Du kannst sie sowohl mit Zitronen als auch mit grünen Limetten herstellen, welche in etwa die Größe eines Tischtennisballs haben. Wichtig ist, die Schale vorher sehr gut abzuschrubben. Falls du beide Früchte zur Hand hast, kannst du dabei ein kleines Experiment im Waschbecken machen. Lässt du dort das Wasser etwa zehn Zentimeter hoch einlaufen, wirst du sehen, dass die viel schwerere Zitrone oben schwimmt. Die kleine und leichtere Limette jedoch geht sofort unter. Das liegt an der unterschiedlichen Beschaffenheit: Bei der Limette ist das Fruchtfleisch viel fester zusammengepresst, die Kerne kannst du aufgrund des Drucks gar nicht so leicht herauslösen. Die Zitrone jedoch hat innen zahlreiche Hohlräume, in denen sich Luft ansammelt. Außerdem sind in ihrer Schale winzige Poren, die ebenfalls Luft enthalten. So hat sie eine geringere Dichte als Wasser und treibt oben. Schälst du die Zitrone allerdings, fällt der Auftrieb durch die Schale weg und sie sinkt ebenfalls hinab.

42. Mit Blut bespritzt

Es klingt wie aus einem Gruselfilm – der Angreifer wird in die Flucht geschlagen, indem man ihm Blut aus den Augen entgegenspritzt. Doch diese Szene passiert manchmal tatsächlich. Es ist die Texas-Krötenechse, die dieses Kunststück zu ihrer Verteidigung vollbringen kann. Das Reptil hat einen extrem kurzen Schwanz und ist nur etwa elf Zentimeter lang. In wüstenartigen Regionen ist es zwar aufgrund seiner Hautfarbe gut geschützt, kann aber doch zur Beute von Hunden, Füchsen oder Kojoten werden. Im Notfall pumpt es bewusst so viel Blut in die Gefäße seiner Augenlider, dass diese platzen. Das Blut spritzt daraufhin mit enormem Druck bis zu anderthalb Meter weit aus seinen Augenhöhlen. Zudem ist dem Blut ein weiterer Stoff beigemischt, der einen fauligen Geruch verbreitet. Wie scheußlich! Kein Wunder, dass damit jeder Angreifer sofort in die Flucht geschlagen wird. Allerdings ist diese Verteidigungsstrategie nicht ganz ungefährlich. Die Texas-Krötenechse verliert dabei ein Viertel ihrer gesamten Blutmenge und muss sich deswegen sehr lange Zeit von diesem Manöver erholen.

43. Abkühlung der anderen Art

Wenn es im Sommer glühend heiß wird, sorgen wir gerne für eine willkommene Abkühlung, zum Beispiel, indem wir in einen Swimmingpool oder Badesee springen. Falls gerade keiner in der Nähe ist, hilft es ebenfalls, sich einfach in den Schatten zu legen, eine prickelnde kalte Saftschorle zu trinken, ein Wassereis zu schlecken oder sich vor einen Ventilator zu stellen. Möglichkeiten gibt es für uns jedenfalls genug. Bei Tieren sieht das ganz anders aus, zumal sie ihr dichtes Fell oder Gefieder nicht einfach ablegen können wie wir unsere Kleidung. Deswegen hecheln Hunde und andere Tiere beispielsweise sehr viel und kühlen damit ihren kompletten Körper etwas herunter. Störche allerdings haben ihre ganz eigene Methode: Sie kacken sich selbst auf die Füße! Damit landet ein natürliches Sonnenschutzmittel auf ihrer empfindlichen Haut. Gleichzeitig verdunstet das Wasser, das im flüssigen Kot enthalten ist, und sorgt für eine angenehme Kühlung. Deswegen sind Storchenbeine im Sommer oftmals weiß anstatt rot.

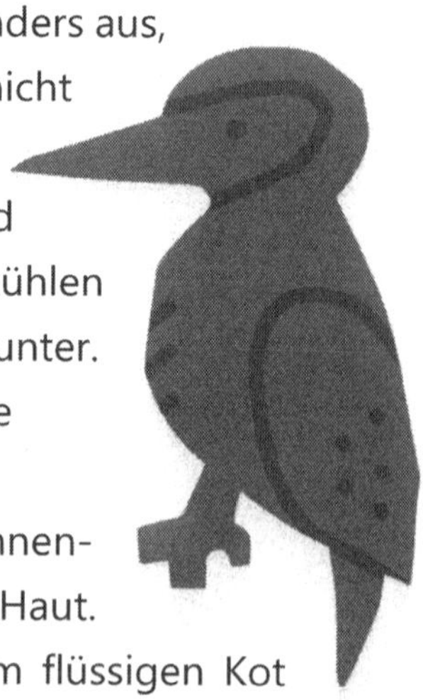

44. Schwangerschaft mit Pause

So manche Frau, die ein Baby erwartet, ist manchmal ziemlich erschöpft von der Schwangerschaft. Wie anstrengend, den dicken Bauch mit sich herumzutragen. Da wäre es doch eine tolle Vorstellung, mal eine Pause einlegen zu können. Geht natürlich nicht, das Baby wächst schließlich jeden Tag weiter heran und wird immer schwerer. Es sei denn, es handelt sich um den Nachwuchs einer Ratte. Ja, richtig gelesen: Weibliche Ratten können ihre Schwangerschaft pausieren und später weiterführen. Zwar brauchen sie keine langen neun Monate wie wir Menschen, sondern gerade einmal 21 bis 24 Tage, um ihre Jungen auszutragen. Aber wird in dieser Zeit die Nahrung knapp und muss die Ratte Hunger leiden, sind dadurch die Embryonen in ernster Gefahr. Daher kann die Mutter sozusagen die „Pausetaste" drücken und die Rattenbabys erst später fertig heranwachsen lassen, wenn sie wieder ausreichend zu fressen hat. So gehen die Tiere sicher, dass ihre Art erhalten bleibt.

45. Jahrhunderte im Wasser

Da denkt man, Forscher hätten schon seit langem die Geheimnisse unserer Meere gelüftet, und doch kommen immer wieder neue Erkenntnisse ans Tageslicht. So glaubte man lange, dass der Titel für die längste Lebenserwartung in der Tierwelt an den Grönlandwal geht. Diese Meeressäuger können schließlich beachtliche 200 Jahre alt werden. Und auch Seychellen-Riesenschildkröten brauchen sich nicht zu verstecken, sie werden immerhin bis zu 150 Jahre alt. Doch nun ist bekannt geworden, dass beiden der Grönlandhai deutlich den Rang abläuft. Denn der wird erst im Alter von 150 Jahren überhaupt geschlechtsreif. Wow, 150 Jahre lang Kind sein und erst dann in die Pubertät kommen – das klingt nach einem sehr tollen Leben, oder? Insgesamt sollen die Fische ein Alter von 400 bis 500 Jahren erreichen. Das eiskalte Wasser, in dem sie sich aufhalten, scheint sie dabei optimal zu unterstützen, weil viele Prozesse in ihren Körperzellen dadurch deutlich langsamer ablaufen.

46. Sich die Kerle vom Hals halten

Du hast bei deinen Mitschülern sicher schon einmal miterlebt, wie sich Mädchen gegen die unerwünschten Annäherungsversuche von Jungs wehren. Vielleicht rufen sie ihnen Schimpfwörter zu oder werfen sogar irgendwas nach den Kerlen, was gerade in der Nähe ist – ein Mäppchen oder einen Schuh vielleicht. Lustigerweise zeigen weibliche Tintenfische genau die gleichen Verhaltensweisen. Wird ein Männchen in ihrer Nähe zu aufdringlich, dann verteidigen sie sich ebenfalls mit Werfen: Sie benutzen beispielsweise Muscheln oder Steine vom Meeresgrund, um diese den Männchen entgegenzuschleudern. Leider ist das nicht immer so erfolgreich wie gewünscht, die Männchen ducken sich natürlich, wie die Jungs das auch machen. Ein Vorteil bleibt den Tintenfischdamen aber allemal: Sie haben gleich acht Krakenarme gleichzeitig zur Verfügung, mit denen sie so manches Wurfgeschoss auflesen können. Werden sie richtig wütend, kann man in ihrem Umkreis also ordentlich unter Beschuss kommen.

47. Falsche Nüsse

Haselnuss, Erdnuss, Walnuss... die Liste der Nüsse ist lang. Sie sind alle sehr nährstoffreich und enthalten Substanzen, die unser Gehirn unterstützen. Deswegen landen Nüsse zum Beispiel gerne im Müsli und in Müsliriegeln. Wir nutzen sie außerdem als gesunde Alternative zu Gummibärchen und Chips. Dabei handelt es sich bei all diesen knackigen Energielieferanten oftmals gar nicht um echte Nüsse. Vielmehr haben sich ein paar Sorten eingeschlichen, die eigentlich zu einer anderen Pflanzengattung gehören. So sind Kokosnüsse, Walnüsse, Pekannüsse, Cashews, Pistazien und Mandeln rein biologisch gesehen Steinfrüchte – und damit viel näher verwandt mit Pfirsichen oder Kirschen. Die Paranuss ist währenddessen eine so genannte Kapselfrucht. Auch die Erdnuss hat einen völlig verkehrten Namen bekommen: Sie ist nämlich in Wahrheit eine Hülsenfrucht wie beispielsweise die Bohne oder Erbse. Somit sind in einer Tüte Studentenfutter tatsächlich nur Macadamianüsse und Haselnüsse die echten Nüsse. Alle anderen haben sich in die Nussmischung hineingemogelt.

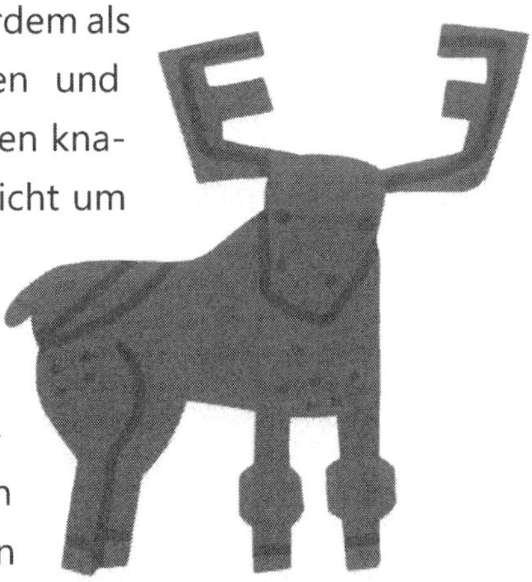

48. Aus dem Maul geschlüpft

Fragt man eine Gruppe von Leuten, wie Frösche geboren werden, wäre die Antwort mit Sicherheit eindeutig: Sie schlüpfen aus abgelegten Eiern im Wasser, entwickeln sich zu Kaulquappen und später zu Babyfröschen. Das weiß ja schließlich jedes Kind. Niemand würde also je auf die Idee kommen zu sagen: „Sie krabbeln der Froschmutter aus dem Maul." Doch das wäre vollkommen richtig! So ein Quatsch, aus welcher Fabelgeschichte stammt denn dieser Unsinn? Aus gar keiner! Es gab tatsächlich die Art der Magenbrüterfrösche, auf die das absolut zutraf. Die Froschmutter legte ihre Eier zunächst ab, schluckte sie dann jedoch selbst hinunter. Im Magen wurden diese dann sechs Wochen lang ausgebrütet. Während dieser Zeit musste die Mutter aufs Fressen verzichten, um nicht ihre eigenen Kinder zu verdauen. Anschließend schlüpften die fertigen Jungtiere ihr einfach aus dem Maul heraus. 20 bis 25 Babyfrösche trug eine Froschmama auf diese Weise in ihrem Magen herum. Magenbrüterfrösche lebten noch bis vor etwa 20 Jahren auf dem australischen Kontinent, gelten inzwischen aber leider als ausgestorben.

49. In den Rückwärtsgang schalten

Wer macht das normalerweise? Na, Auto- oder Busfahrer, die zu weit nach vorne gerollt sind oder aus einer Parklücke ausscheren wollen. Jedes Fahrzeug hat solch einen hilfreichen Rückwärtsgang. Für Flugzeuge gilt das allerdings nicht. Davon lassen sich aber so manche Tiere nicht beeindrucken, die in der Luft zu Hause sind. Sie verfügen dennoch über dieses äußerst praktische Extra. So müssen sie keinen Bogen fliegen, sondern können direkt den Rückzug antreten. Unter den Insekten haben die Schwebefliege, Hummel, Biene und Libelle beispielsweise diese fantastische Eigenschaft. Diese hängt mit der Beschaffenheit ihrer Flügel zusammen, die getrennt voneinander gesteuert werden können. Bei den Vögeln wurde nur der Kolibri mit dem gleichen Trick ausgestattet. Er kann zudem ähnlich wie die Libelle auf der Stelle fliegen, als wäre er ein Hubschrauber.

50. Eingebaute Schwimmwesten

Hast du schon mal eine Schwimmweste benutzt? Die sorgt dafür, dass du von allein an der Wasseroberfläche treibst, und zwar ohne

Schwimmbewegungen zu machen und ohne mit den Füßen zu strampeln. Das ist so gemütlich, dass man damit stundenlang vor sich hin schaukeln könnte. Natürlich nur, wenn das Wasser warm genug ist und man kein Schiffsunglück erlitten hat. Walrosse haben das Glück, mit so etwas Ähnlichem wie einer eingebauten Schwimmweste zur Welt zu kommen. Es handelt sich dabei um Luftsäcke, die sie am Hals unter der Haut tragen. In diese können sie bei Bedarf Luft einströmen lassen. Die Luftsäcke blasen sich auf und sorgen dafür, dass das Tier ganz entspannt senkrecht im Wasser hängen kann, ohne sich zu bewegen. So machen sie immer wieder ein Nickerchen, während sie dabei sanft hin- und hergeschaukelt werden. Das ist auch nötig, denn Walrosse sind tagelang am Stück aktiv. Sie schaffen es, bis zu 84 Stunden pausenlos zu schwimmen. Da tut so ein Schläfchen mit Sicherheit mal gut.

51. Nervöser Schluckauf

Wie kann man dir auf einen Blick anmerken, dass du nervös bist? Werden deine Wangen rot oder kaust du an den Fingernägeln? Fängst du an, übertrieben mit den Augen zu blinzeln, oder trittst du ständig von einem Fuß auf den anderen? Es gibt viele typische Anzeichen, die wir bei unseren Mitmenschen sofort richtig deuten können. Sie sagen außerdem so etwas wie „ich bin gestresst" oder „ich fühle mich in dieser Situation nicht wohl". Im Tierreich gibt es ebenfalls bestimmte Verhaltensweisen, die durch Anspannung ausgelöst werden. Bei Koalas beispielsweise zeigt sich die Nervosität durch Schluckauf. Die armen plüschigen Bären werden von ihrem Hicksen richtig durchgeschüttelt und klingen dabei, als würde ein Schweinchen grunzen. Zudem wackeln die Eukalyptusfresser dabei auffällig stark mit den Ohren. Was für uns Zuschauer unheimlich drollig aussehen mag, ist in der Haut eines Koalas bestimmt ziemlich unangenehm.

52. Magische Blütenblätter

Es klingt wie aus einem Disney-Film: Regen fällt auf das Blumenbeet vor dem Prinzessinnenschloss und wie durch ein Wunder werden die weißen Blumen dort plötzlich zu Kristallen. Tatsächlich kannst du diese Szene im echten Leben beobachten, falls vor dem Schloss so genannte Skelettblumen wachsen. Ihre hauchdünnen Blütenblätter sind eigentlich weiß. Kommen sie mit Wasser in Berührung, werden sie jedoch durchsichtig. Sie behalten dabei aber ihre Blattadern, sodass die feinen Blättchen aussehen, als wären sie aus Milchglas hergestellt. Es wirkt, als würde der Regen die weiße Farbe einfach herausschwemmen. In Wirklichkeit saugen sich aber die Zellen der zarten Blütenblätter stark mit Wasser voll und erzeugen so diesen Effekt. Dieser hält jedoch nicht für immer an. Denn trocknet die Pflanze ab, wird wie durch Magie ihre weiße Farbe erneut sichtbar.

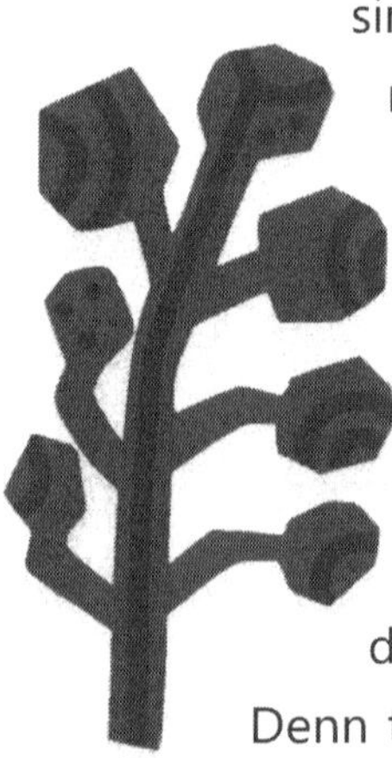

53. Talentierte Geräuschimitatoren

Es gibt Leute, die mit ihren Stimmen unglaubliche Geräusche nachmachen können und damit im Fernsehen auftreten. Gäbe es solche Talentshows ebenso für Vögel, würden wahrscheinlich jede Menge Eichelhäher auf der Bühne stehen. Die ungefähr 35 Zentimeter großen Rabenvögel geben von Natur aus rasselnde Laute von sich, die nach einer Ratsche klingen. Darüber hinaus gelingt es ihnen wunderbar, andere Klänge zu übernehmen. So machen sie sich einen Spaß daraus, das Pfeifen eines Menschen oder den Gesang eines Buntspechts nachzuahmen. Fühlen sie sich jedoch von Feinden wie Habichten oder Mäusebussarden bedroht, so können sie sogar deren Laute glaubwürdig imitieren, und diese dadurch effektiv abschrecken. Leben die Tiere lange genug in der Stadt, erweitern sie ihre Imitationskünste sogar mit typischen Geräuschen, die dort im Alltag zu hören sind. Sie können dann wie ein Rasenmäher, wie ein schreiender Säugling oder wie quietschende Autoreifen klingen.

54. Giganten der Meere

Wer die Goldmedaille für das größte Tier auf Erden erhält, weißt du wahrscheinlich im Schlaf: Es ist der Blauwal, denn der kann im Erwachsenenalter bis zu 30 Meter messen. Das ist länger als ein Eisenbahnwaggon! Damit sind ebenfalls alle anderen Zahlen so gewaltig, dass einem davon fast schwindelig wird: Allein seine Zunge wiegt so viel wie ein ausgewachsener Elefant, und in seinem Magen ist Platz für zwei Tonnen Futter. Mit nur einem Schluck nimmt er 80.000 Liter auf – damit könnte man euer komplettes Wohnzimmer füllen. An Gewicht bringt ein Blauwal so viel auf die Waage wie 2.500 Menschen gemeinsam. Sein Herz hat die Größe eines Kleinwagens und die Ader, die Blut vom Herzen in den restlichen Körper pumpt, ist breit genug, dass ein Kleinkind hindurchschwimmen könnte. Bereits bei der Geburt ist ein sieben Meter langes Blauwalbaby so schwer wie 30 Waschmaschinen, nämlich zweieinhalb Tonnen!

55. Finger weg!

Viele Wunder der Natur faszinieren uns so, dass wir sie unbedingt mit den eigenen Fingern anfassen und sie am besten von allen Seiten aufmerksam betrachten wollen. Du weißt aber sicher, dass du das nicht einfach so tun solltest. Manche Tiere sind sehr empfindlich und unsere Berührung kann ihnen Schaden zufügen. Andere können aber umgekehrt für dich gefährlich werden, weil sie beispielsweise schmerzhaft beißen oder ein Gift absondern. Bei der so genannten Seewespe würdest du dich damit tatsächlich in Lebensgefahr bringen! Dabei handelt es sich nicht um ein Insekt, sondern um die gefährlichste Qualle der Welt. Diese Würfelqualle lebt vor der Nord-Ost-Küste von Australien und ist damit eine riesige Bedrohung für die Menschen, die dort im Meer baden. Das gefürchtete Gift trägt sie in ihren über ein Meter langen Tentakeln mit sich herum. Es ist so konzentriert, dass eine einzige Seewespe theoretisch 250 Menschen töten könnte.

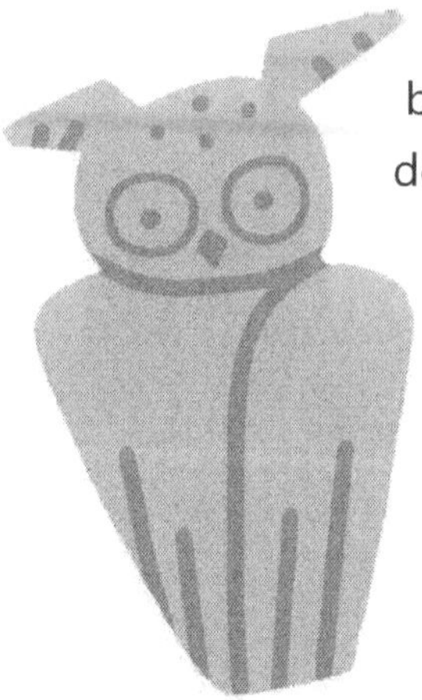

56. Die Zehen in Marmelade tauchen

Wenn du wissen willst, wie etwas schmeckt, leckst du erst einmal sehr vorsichtig mit der Zungenspitze daran. Denn dort sitzen deine Geschmacksnerven, die dir Auskunft darüber geben können, ob etwas lecker oder eher eklig, ob es süß, sauer, salzig oder bitter ist. Wärst du jedoch ein Schmetterling, hättest du statt deines Munds lediglich einen Rüssel zum Saugen, und die Zunge würde dir komplett fehlen. Deine Geschmackszellen säßen dann überhaupt nicht in deinem Gesicht, sondern stattdessen an deinen Füßen! Du müsstest also deine

Zehen in Marmelade eintunken, um feststellen zu können, ob diese nach Aprikose oder Himbeere schmeckt. Klingt für uns nicht gerade umsetzbar und praktisch für den Alltag. Für einen Schmetterling funktioniert dieses System aber prima. Über feine Härchen an den Füßen kann er seine Nahrung zuerst in Ruhe analysieren. Die Sensoren geben die Informationen ans Gehirn weiter. Erst wenn von dort grünes Licht kommt, wird auch der Rüssel hineingestreckt.

57. Vergessliche Sammler

Eichhörnchen sind besonders niedliche Zeitgenossen. Und sehr fleißig obendrein! Wenn der Winter sich nähert, eilen sie geschäftig von hier nach da, um ihre Essensvorräte anzulegen. Zu den Lieblingsspeisen, die sie zusammentragen, gehören neben Hasel- und Walnüssen noch Bucheckern, Wurzelknollen und die Zapfen von Tannen und Kiefern. Damit ihnen die mühevoll gehorteten Leckereien niemand über die kalten Monate stibitzt, verbuddeln sie diese an den tollsten Orten. Blöd nur, dass Eichhörnchen relativ vergesslich sind. Ein großer Teil ihrer so clever ausgesuchten Verstecke fällt ihnen somit später leider gar nicht mehr ein. Glücklicherweise ist dafür aber ihr Geruchssinn umso besser ausgeprägt. Darüber können sie die Nahrung sehr gut erschnuppern, selbst wenn diese unter einer 30 Zentimeter dicken Schneedecke liegt. Ob das letztlich ihre eigenen Nüsse sind, die sie dort finden, oder die eines anderen Eichhörnchens, ist egal. Schließlich haben alle ein gleichermaßen schlechtes Gedächtnis.

58. Mach mal „aaaaaaah"

Das hast du gewiss schon öfter gehört! Und zwar jedes Mal, wenn du beim Arzt aufgefordert wirst, den Mund aufzusperren und dabei die Zunge herauszustrecken. So kann man deine Mandeln besser sehen und erkennen, ob dein Rachen entzündet ist. Bei uns Menschen ist das kein Problem, denn unsere Zunge misst ja gerade einmal ein paar Zentimeter. Säße stattdessen jedoch eine Giraffe beim Kinderarzt, so würde dieser nicht schlecht staunen. Bis zu 50 Zentimeter lang ist deren bläuliche Zunge. Damit kann sie sich problemlos selbst in der Nase kratzen und sogar Sand aus den eigenen Augen wischen. Ein weiterer lustiger Patient wäre mit Sicherheit die Nektarfledermaus aus Ecuador. Die Zunge dieses kleinen Nachtschwärmers ist nämlich anderthalb Mal so lang wie sein kompletter Körper. Und sollte ein Riesenchamäleon sein flinkes Mundwerkzeug zeigen, könnte es dieses dem Arzt gar um die Beine wickeln. Denn bei den etwa 60 Zentimeter langen Reptilien misst die klebrige Schnappfalle die doppelte Länge!

59. „Ausgefuchster" sechster Sinn

Wir Menschen besitzen lediglich fünf Sinne – wir können hören, sehen, riechen, schmecken und fühlen. Darüber hinaus haben wir keine bestimmten Antennen, um noch weitere Informationen aus unserem Umfeld aufzunehmen. Bei vielen Tieren ist das anders, sie haben also einen sechsten Sinn. Dahinter verbirgt sich die Fähigkeit, Signale aus dem Magnetfeld der Erde aufzunehmen. Während wir auf einen Kompass schauen oder den Himmel beobachten müssen, um Norden und Süden zu unterscheiden, können Haie und selbst Kakerlaken sich wunderbar ohne ein solches Hilfsmittel orientieren. Schildkröten und Lachsen gelingt es sogar, dadurch an ihren eigenen Geburtsort zurückzufinden. Auch Zugvögel haben einen sehr genauen inneren Kompass, dank dessen sie auf ihren langen Flügen nicht vom Weg abkommen. Der Fuchs nutzt seinen Magnetsinn jedoch nicht, um damit die Richtung zu bestimmen. Er schätzt mithilfe seiner empfindsamen Wahrnehmungen stattdessen die Entfernung zu seiner Beute ab und kann somit zum richtigen Sprung ansetzen.

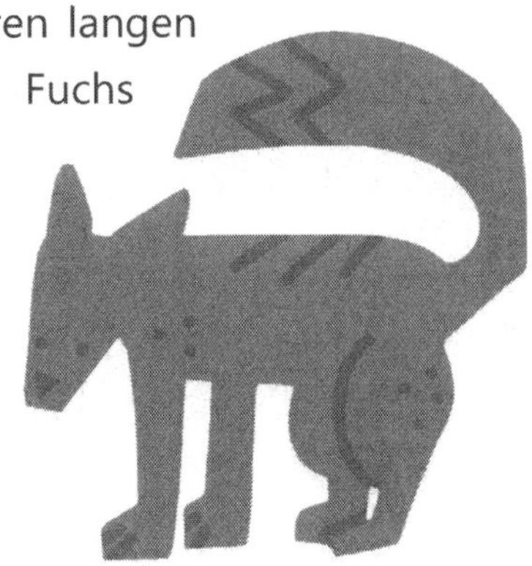

60. Viel zu tun für die Zahnfee

Erinnerst du dich noch daran, als du deinen ersten Milchzahn verloren hast? Du hast ihn vielleicht stolz in einem kleinen Kästchen aufbewahrt. Oder aber darauf gewartet, dass die Zahnfee ihn heimlich einsammelt und dir eine Belohnung dalässt. Wäre die Zahnfee statt für Kinder für Haie zuständig, sie käme aus dem Einsammeln gar nicht mehr raus. Denn Haie brauchen im Laufe ihres Lebens so allerhand neue Beißerchen, weil ständig einer beim Beutefang ausgerissen wird. Anders als wir schlürfen sie anschließend aber keine Spaghetti durch die frei gewordene Lücke. Denn der neue Zahn steht im Mund schon parat. Der Hai produziert sozusagen auf Vorrat neue Zahnreihen hinter den alten und klappt den nächsten Zahn einfach hoch, sobald einer fehlt. Manche Arten wie der Zitronenhai gehen sogar so weit, jede Woche ihre Zähne auszuwechseln, um immer ein vollständiges, scharfes Gebiss für die Futtersuche zu haben. Diese hintereinander angelegten Zahnreihen nennt man ebenfalls „Revolvergebiss", weil die Zähne so flink „nachgeladen" werden können wie die Munition in einer Schusswaffe.

61. Schwierige Umarmung

Manche Menschen finden es sehr beruhigend, im Wald Bäume zu umarmen und sich so direkt mit der Natur zu verbinden. Bei den meisten Eichen, Buchen, Lärchen und Linden, die in unseren Wäldern so wachsen, ist das kein Problem. Um die jüngeren und noch relativ dünnen Stämme kann ein Erwachsener kinderleicht komplett herumfassen. Und sogar bei den schon mehr in die Breite gewachsenen Bäume klappt die Umarmung noch. Bei den echten Riesen auf unserem Planeten brauchen sie allerdings jede Menge Leute zur Verstärkung, denn da kommt man allein nicht weit. Um den dicksten Baum der Welt zu umarmen, bräuchte man nämlich 20 Personen, die sich an den Händen halten. Denn der Umfang des Riesenmammuts beträgt 31 Meter. Er steht im Sequoia-Nationalpark in Kalifornien. Einen noch dickeren Stamm hat mit 46 Metern lediglich eine Sumpfzypresse im mexikanischen Ort Santa María del Tule. Da hier allerdings mehrere Bäume zu einem Stamm zusammengewachsen sind, gilt dieser Rekord nicht wirklich.

62. Völlig verzählt

Nur gut, dass sich Tausendfüßler keine Socken oder Schuhe anziehen müssen. Bei diesem Durcheinander an Beinen könnte ja keiner mehr den Überblick behalten. Zudem würde das Anziehen vermutlich Stunden dauern. Und das, obwohl sie eigentlich viel weniger Beine haben, als ihr Name vermuten lässt. Es gibt unzählige Arten, die wiederum aus unterschiedlich vielen Körpersegmenten bestehen. Damit sind die Tiere teils nur wenige Zentimeter, teils aber auch bis zu 35 Zentimeter lang. Die kürzesten Arten laufen auf nur 16 Beinen, die längsten Exemplare haben bis zu 750 flinke Füßchen. Hat sich also der Entdecker dieser Tierart kräftig verzählt? Nein, das nicht. Die kleinen Gesellen heißen so, weil es auf den ersten Blick einfach unheimlich viele Beine sind, auf denen sie sich vorwärtsbewegen. Einen „echten" Tausendfüßler gibt es also genau genommen gar nicht. Aber du kannst dir gerne einmal die Mühe machen, beim nächsten Tausendfüßler nachzuzählen, der dir über den Weg läuft. Vielleicht begegnet dir ja ein außergewöhnliches Exemplar.

63. Zu Tode erschrocken

Es gibt Momente, in denen du von etwas so völlig unerwartet überrascht wirst, dass dir fast die Luft wegbleibt: zum Beispiel, wenn plötzlich der Stuhl zusammenbricht, auf den du dich setzt, wenn aus heiterem Himmel ein lauter Donnerschlag ertönt oder in der Geisterbahn ein gruseliges Skelett hinterm nächsten Pfeiler hervor springt. „Ich bin zu Tode erschrocken", sagst du daraufhin. Was aber zum Glück nicht stimmt, da du ja weiterhin am Leben bist und sich dein pochendes Herz bald wieder beruhigt. Bei Hühnern allerdings kann dieser Todesschreck wortwörtlich eintreten. Sie sind sehr empfindsame Tiere, die sich leicht verängstigen lassen. Besonders laute Geräusche und ungewohnte Lichtreize lösen heftige körperliche Reaktionen aus, sodass sie beispielsweise bei einem nächtlichen Einbruch in den Stall tatsächlich sterben können. Es kann einerseits passieren, dass bei ihnen wirklich vor Schreck die Atmung aussetzt. Andererseits verfallen die Tiere sehr schnell in unkontrollierbare Panik, wodurch sie sich unter Umständen gegenseitig im Gehege zu Tode trampeln.

64. Morsezeichen unter Wasser

Hast du schon einmal von Taschenlampenfischen gehört? Die gibt es wirklich und nein, sie schwimmen nicht mit einer wasserdichten Taschenlampe herum, die sie sich unter ihre Flossen klemmen. Viel besser sogar – sie erzeugen das Licht einfach selbst! Dafür besitzen sie im Kopf nahe den Augen ein kleines Organ, in dem sich Bakterien ansammeln. Diese Bakterien haben die Besonderheit, dass sie leuchten. Das ist unheimlich praktisch, denn der Lebensraum des Taschenlampenfischs ist die Tiefsee und 400 Meter unter der Wasseroberfläche ist es mächtig finster. Will er sich mit seinen Artgenossen austauschen, so sendet er bestimmte Lichtsignale aus. Dafür öffnet er das erwähnte Organ mit einem Muskel, sodass ein dünner Lichtstrahl herausdringt. Er kann also nach Bedarf unterschiedlich lange am Stück leuchten oder den Schlitz ebenso sofort wieder schließen. Daraus entstehen so ähnliche Botschaften wie bei einem Morsealphabet, also zum Beispiel lang-kurz-lang oder kurz-kurz-lang-lang. Fühlen sich die Tiere bedroht, blinken sie förmlich wie ein Alarmlicht.

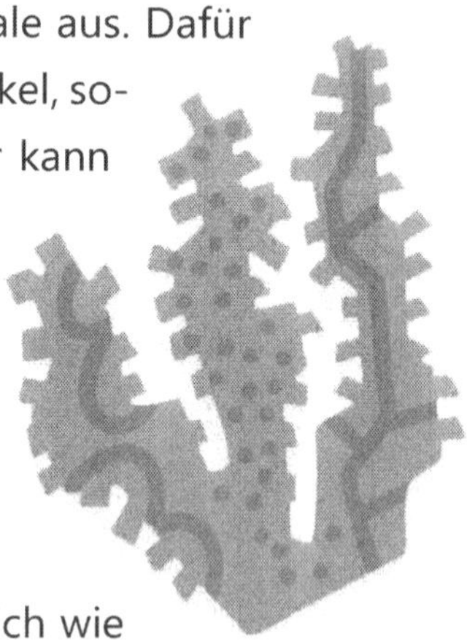

65. Ach du dickes Ei!

Welcher Vogel legt die größten Eier? Das ist kinderleicht, der Strauß selbstverständlich. Doch so ein Straußenei ist nicht nur wegen seiner gewaltigen Größe von 15 Zentimetern Durchmesser erstaunlich. Seine Schale hat so viel Kalk eingelagert, dass sich ein 115 Kilogramm schwerer Mensch daraufstellen könnte, ohne es zu zerquetschen. Ohne das richtige Werkzeug ist es von außen nicht aufzubekommen, meistens wird ein Bohrer dafür verwendet. Erstaunlich ist dagegen, wie ein kleines Straußenküken es umgekehrt schafft, daraus herauszuschlüpfen. Es stemmt sich dazu von innen mit den Beinen so kräftig dagegen, dass die Schale tatsächlich auseinanderbricht. Solltest du je einmal den Plan haben, so ein anderthalb Kilogramm schweres Ei in die Pfanne zu hauen, dann hole dir auf jeden Fall tatkräftige Verstärkung in Form von hungrigen Freunden. Denn diese Portion Rührei ergibt die gleiche Menge, wie wenn du 25 Hühnereier zusammen verwenden würdest. Deswegen sollten dir noch mindestens sieben weitere Personen beim Essen helfen.

66. Verständnisvolle Gesten

Psychologen haben schon vor langer Zeit herausgefunden, dass wir unbewusst viele Bewegungen ausführen, um unseren Mitmenschen eine Botschaft zu übermitteln. Erzählt uns zum Beispiel ein Freund von seinen Sorgen und Problemen, so neigen wir, ohne es zu merken, beim Zuhören den Kopf. Das drückt aus, dass wir Verständnis und Mitgefühl haben. Bei Hunden kann man etwas sehr Ähnliches beobachten: Auch sie neigen den Kopf zur Seite, wenn sie ihrem Herrchen oder Frauchen aufmerksam zuhören. Allerdings tun sie dies aus einem anderen Grund, denn wirklich nachvollziehen können sie vermutlich sowieso nicht, was uns Menschen so bedrückt. Vielmehr hilft diese Haltung den Vierbeinern dabei, die gehörte Information im Gehirn besser verarbeiten zu können. Und das unabhängig davon, ob sie soeben ein Lob bekommen oder ihnen etwas beigebracht wird. Was oft allzu herzig aussieht, ist also eigentlich ein Ausdruck höchster Konzentration.

67. Ungenießbare Raupen

Wenn du eine neue Süßigkeit ausprobierst und den Geschmack scheußlich findest oder sogar Bauchschmerzen davon bekommst, wirst du dir am nächsten Tag nicht nochmals das Gleiche in den Mund stecken. Stattdessen lernst du aus deinen Fehlern. Du erkennst schließlich nicht nur die Süßigkeit selbst, sondern auch die Verpackung wieder und kannst in Zukunft einen großen Bogen darum machen. Vögel gehen da nicht viel anders vor, nur dass sie scharf auf Raupen statt auf Schleckerkram sind. Da nicht jede Raupe wirklich genießbar ist, merken sie sich Muster und Farbe der Raupenart, die ihnen nicht gut bekommen ist. Sogar die entsprechende „Verpackung" warnt die Vögel bereits. Denn sie prägen sich ebenfalls ein, an welcher Pflanze die ungenießbaren oder gar giftigen Raupen sich aufhalten. So können sie diese bei der Futtersuche zukünftig direkt ausschließen. Das ist umgekehrt jedoch ein Segen für andere Insekten. Denn sie wissen dann wiederum, dass sie vor den fliegenden Fressfeinden sicher sind, solange sie sich in der Nähe der ungeliebten Raupen aufhalten.

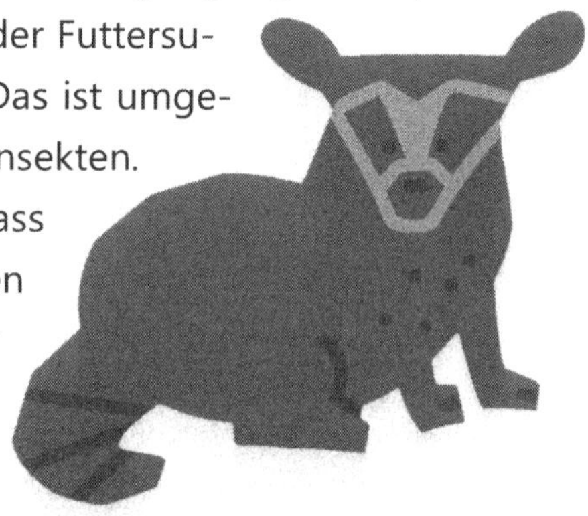

68. Das Gras wachsen hören

Diesen Ausdruck verwendet man, wenn jemand einen sehr ausgeprägten Spürsinn hat. Aber er ist eigentlich Quatsch. Dem Gras kann man beim Wachsen natürlich weder zuhören noch zusehen. Anders verhält sich das jedoch, wenn es um Bambus geht. Denn das ist mit Abstand die schnellste Pflanze in Sachen Wachstum. Manche Arten können an nur einem Tag bis zu 90 Zentimeter an Höhe zulegen. Das sind also knapp vier Zentimeter pro Stunde, und das könntest du nun wirklich problemlos mit den Augen verfolgen. Je flinker die Pflanze nach oben treibt, desto schneller hat sie ihre maximale Wuchshöhe erreicht. Diese liegt irgendwo zwischen zwei und sechs Metern. Der Grund für dieses rasante Schießen in die Höhe ist simpel: Im Vergleich zu anderen Pflanzen wächst Bambus kein bisschen in die Breite. Daher kann die gesamte Energie dazu genutzt werden, neue Segmente nach oben zu schieben. Die einzelnen Abschnitte erkennst du gut daran, dass sie durch verdickte Ringe unterbrochen werden.

69. Lebensgefährliche Körperpflege

Ein Sprichwort sagt: „Wer schön sein will, muss leiden." Damit ist gemeint, unangenehme Behandlungen oder ein paar Schmerzen in Kauf zu nehmen, um noch besser auszusehen. Im Ozean müsste es eher heißen: „Wer schön sein will, muss Angst und Schrecken leiden." Denn viele Fische unterziehen sich einer Schönheitskur, die für sie lebensbedrohlich ist. Sie schwimmen dafür so nahe an Haie heran, dass sie sich an deren Haut reiben können. Der Hai könnte das jederzeit wahrnehmen und blitzschnell zuschnappen. Trotzdem nehmen die Fische diese Gefahr in Kauf. Warum tun sie das bloß? Weil die Haut des Hais mit einer besonders rauen Oberfläche überzogen ist, die du dir wie ein Schmirgelpapier vorstellen kannst. Beim Entlangkratzen daran werden Fische lästige Parasiten los, die an ihren Schuppen sitzen. Sie rubbeln diese also geradezu ab, als würden sie ein Ganzkörperpeeling machen. Das geht theoretisch ebenso an Felsen, aber die todesmutigen Meeresbewohner bevorzugen offensichtlich die Beautybehandlung mit dem extra Nervenkitzel.

70. Wenn Artgenossen trauern

Einen geliebten Menschen zu verlieren, ist schlimm und macht uns unsagbar traurig. Wir wollen es einfach nicht wahrhaben und die verstorbene Person nicht gehen lassen. Besonders tragisch ist das Erlebnis, wenn Eltern miterleben müssen, wie eines ihrer Kinder verstirbt. Der Prozess des Abschiednehmens kann dann umso länger dauern. Doch wir sind nicht die einzigen Lebewesen, die trauern. Tiere sind ebenfalls zu solch liebevollen Gefühlen und seelischen Schmerzen fähig. Das lässt sich an ihrem Verhalten sehr deutlich ablesen. Elefanten streicheln ihre toten Familienmitglieder zum Beispiel zärtlich mit dem Rüssel. Hunde trauern, indem sie weder fressen noch trinken. Papageien rupfen sich gar aus Verzweiflung und Einsamkeit selbst Federn aus. Und Schimpansen, Gorillas und Orang-Utans tragen ihre toten Babys noch weiterhin mit sich herum.

71. Kakadus mit Tischmanieren

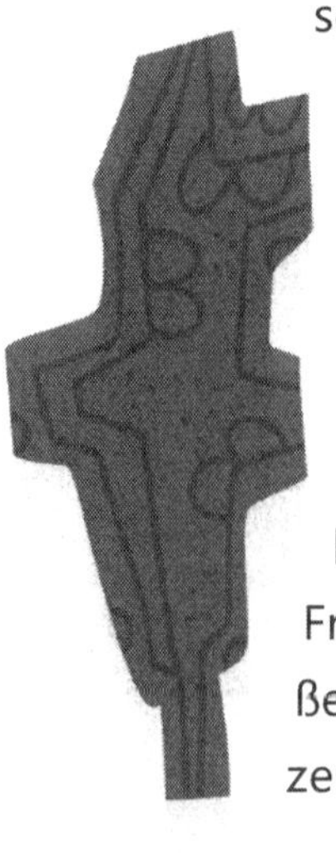

Womit fressen Vögel? Mit ihren Schnäbeln natürlich, womit denn sonst? Ja, aber wie kommen sie an die Nahrung dran oder wie machen sie diese klein? Ebenfalls per Schnabel, es gibt schließlich keine andere Möglichkeit. Es sei denn, es handelt sich um Kakadus, die essen nämlich sehr wohlerzogen mit Messer, Gabel und Löffel. Na ja, nicht ganz... aber diese Vögel fertigen sich tatsächlich Besteck an, das ihnen beim Fressen hilft. Denn am liebsten mögen sie die leckeren Samen von exotischen Früchten, die jedoch in einer Schale stecken. Daher beißen sie sich aus passenden Ästchen zunächst ein Werkzeug zurecht, das sie wie eine Gabel in die Schale hineinstechen und so eine Öffnung schaffen. In diese schieben sie dann einen kleinen hölzernen Keil. Dieser Messerersatz sorgt dafür, dass die Schale weiter aufspringt. Sobald das gelungen ist, kommt noch ein breiterer Zweig als Besteck ins Spiel. Mit diesem können sie den Samen nach und nach auslöffeln. Leben die Tiere in Städten, machen sie sich die Futtersuche jedoch einfacher. Dort haben Kakadus bereits gelernt, geschickt die Mülltonnen der Anwohner zu öffnen und sich an deren Speiseabfällen zu bedienen.

72. Brutale Keksausstecher

Wir kennen sie alle, diese runden Keksausstecher mit dem blütenförmigen Rand. Sie werden in der Weihnachtsbäckerei für Spitzbuben verwendet. Aber auch das restliche Jahr über kann man damit aus mürbem Teig verschiedenste Keksorten zaubern. Theoretisch könnte es sein, dass dir vor den Küsten von Japan, Brasilien oder Westafrika Wale, Delfine oder auch Meeresschildkröten begegnen, denen ein Stück Fleisch in genau derselben Form fehlt. Allerdings sind diese Tiere keinem Hobbybäcker zum Opfer gefallen, sondern einem hungrigen Zigarrenhai auf Futtersuche. Dieser ist nur etwa 50 Zentimeter groß, sein Gesicht erinnert an ein Alien. Den Namen trägt er wegen der länglichen Körperform. Eigentlich lebt der Zigarrenhai in tiefen Gewässern, zum Jagen taucht er aber weiter auf. Dort greift er dann seine Beutetiere an, indem er sich zunächst mit den oberen Zähnen in ihr Fleisch bohrt und dann den Unterkiefer einsetzt. Dabei dreht er sich ständig um die eigene Achse, um ein rundes Stück Fleisch herauszutrennen. Wegen seiner scharfen Zähne lässt er dabei etwa fünf Zentimeter große Wunden in der Form eines Keksausstechers zurück.

73. Bienen mit Sehschwäche

Man könnte meinen, viele Blumen geben sich besonders Mühe, um mit ihren prächtigen Farben und Formen möglichst viele fleißige Bienen anzulocken. Zu dumm nur, dass die kleinen Insekten diese Schönheit leider nur verschwommen wahrnehmen. Denn sie haben Facettenaugen, die seitlich am Kopf sitzen und aus tausenden Einzelaugen bestehen. Diese ermöglichen zwar ein großes Blickfeld, dafür setzt sich das Gesehene aber aus vielen winzigen Einzelbildern zusammen. Es erscheint damit wie ein völlig verpixeltes Bild am Computer. Doch es kommt noch schlimmer – denn Bienen haben obendrein eine angeborene Rotschwäche. Sie können diesen Farbton also überhaupt nicht wahrnehmen und sehen stattdessen schwarz. Zum Glück verströmen die Blüten ja aber einen betörenden Duft. Wenn die Bienen also schon nicht durch optische Reize angelockt werden, dann können sie zumindest dem süßlichen Geruch nicht widerstehen.

74. Gigantisches Krabbelmonster

Zugegeben, selbst wenn man keine Angst vor Spinnen hat, brauchen sie nicht unbedingt allzu groß und haarig ausfallen. Oder hättest du etwa Freude daran, so einen Jumbo-Achtbeiner an der Decke deines Kinderzimmers vorzufinden? Nein? Dann solltest du besser nicht nach Australien ziehen, denn dort lebt die Huntsman-Spinne. Sie gehört zu den Riesenkrabbenspinnen und gilt mit einer Beinspannweite von etwa 35 Zentimetern als die größte Spinnenart überhaupt. Mit ausgestreckten Beinen sind die Tiere damit so groß wie eine Pizza! Sie weben keine Netze, sondern begeben sich zu Fuß auf die Jagd nach Fressen. Und dabei machen sie es sich leider nur allzu gerne in Wohnhäusern gemütlich. Es ist also tatsächlich nicht ungewöhnlich, so ein Krabbelmonster in irgendeiner Ecke vorzufinden. Will man sie wieder loswerden, gilt es, vorsichtig zu sein. Denn die Art ist obendrein sehr aggressiv und leider auch giftig.

75. Tierische Superschlürfer

Stell dir mal vor, du würdest im 40. Stock eines Wolkenkratzers am offenen Fenster stehen und von dort aus versuchen, aus einem 100 Meter langen Strohhalm ein Glas Kakao zu trinken, das unten am Boden steht. Das ist vollkommen unmöglich! Wie solltest du die Flüssigkeit so weit nach oben saugen können, ohne dass dir dabei ständig die Puste ausgeht? Setzt man nun aber neben dich eine Zikade und lässt sie den Trick probieren – schlurp –, würde sie es tatsächlich schaffen! Zikaden sind Insekten und verwandt mit den wesentlich kleineren Grillen. Sie geben ähnliche zirpende Laute von sich. Viel rekordverdächtiger ist allerdings ihre immense Saugkraft. Zikaden ernähren sich ausschließlich von süßem Pflanzensaft. Der läuft aber nicht von allein aus den Blättern, Halmen und Gräsern. Stattdessen muss er mit viel Kraft herausgesaugt werden. Dafür haben Zikaden in ihrem Kopf eine Art natürliche Pumpe. Das winzige Organ ist so stark, dass damit ein unvergleichlicher Saugdruck erzeugt werden kann. Obwohl der Strohhalm für die Zikade natürlich etwas dünner ausfallen müsste, könnte sie sich den Kakao also theoretisch schmecken lassen.

76. Fette Beute

Raubvögel sind richtige Kraftpakete. Nicht nur ihre Flügel haben ordentlich Muskeln, um die verrücktesten Kunststücke in der Luft zu vollführen. Auch ihre Greifarme und Krallen sind außerordentlich stark. Der Adler ist ein prima Beispiel hierfür. Zu seiner Beute gehören oft Tiere, die wesentlich größer sind als der Adler selbst wie Rehe, Füchse, junge Steinböcke oder Gamskitze. Die Beute kann er dank seiner hervorragenden Adleraugen schon aus einigen Kilometern Entfernung erspähen. Um dann einen Überraschungsangriff zu starten, hilft ihm seine rasante Fluggeschwindigkeit. Würde man diese messen, könnten bis zu 300 km/h verzeichnet werden – also so viel wie bei einem durchschnittlichen Rennwagen. Solange das erlegte Tier nicht schwerer ist als sein eigenes Körpergewicht, schafft der Adler es sogar, mit dem Kadaver in den Krallen davonzufliegen. Bei Kaninchen oder Ratten gelingt ihm das ohne Probleme. Ansonsten macht er sich eben am Boden genüsslich über sein Fressen her.

Erfindungen und Entdeckungen

77. Ein adliger Snack

Manchmal ist man so beschäftigt mit seinen Aktivitäten, dass fürs Essen kaum Zeit bleibt, oder so vertieft in ein Hobby, dass man es nicht unterbrechen will – ganz egal, wie laut der Magen inzwischen knurrt. So ging es auch dem Briten John Montagu, der zudem adlig war und den Titel Earl of Sandwich trug. Zu seinen Lebzeiten im 18. Jahrhundert war es üblich, die Mahlzeiten im vornehmen Speisesaal einzunehmen. Oftmals zog man sich dafür sogar extra um. So oder so war es aufwändig und kostete Zeit. Da der Earl aber meistens ins Kartenspiel vertieft war und ihm die Unterbrechung lästig wurde, kam ihm im Jahr 1762 eine geniale Idee: Er beauftragte sein Personal, ihm das Essen zwischen zwei Scheiben Brot zu legen. So musste er sich nicht vom Kartentisch erheben und konnte komplett ohne Besteck essen. Das Sandwich war geboren, das belegte Brot, das bis heute seinen Namen trägt.

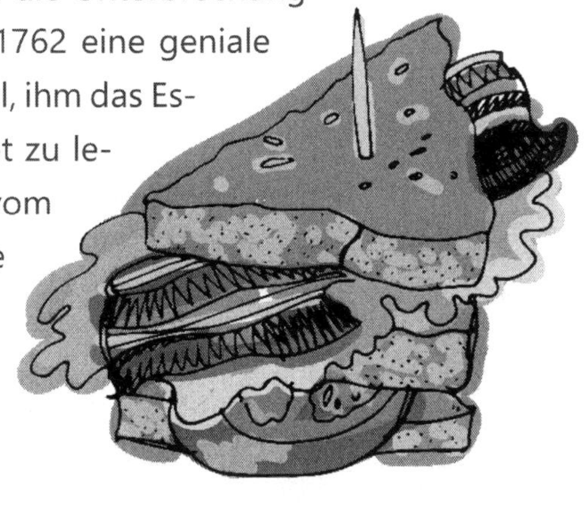

78. Rund statt eckig

Wenn du dich mal in deiner Wohnsiedlung umsiehst, wirst du den einen oder anderen Kanaldeckel sehen. Die große Mehrheit davon ist rund. Nur noch ein paar ältere Exemplare am Straßenrand sind eckig, doch diese werden in neu gebauten Abwassersystemen heute nicht mehr verwendet. Denn die runden Deckel haben gleich zwei unschlagbare Vorteile. Kommst du selbst darauf, welche das sein könnten? Genau – runde Formen lassen sich bekanntlich rollen. Und bei dem Gewicht ist das natürlich viel bequemer. Müssen Reparaturen an der Kanalisation vorgenommen werden, können Arbeiter das gute Stück also einfach zur Seite rollen. Doch es gibt noch ein weiteres großes Plus. Denn durch die runde Form ist es nicht möglich, dass der Deckel aus Versehen ins Loch hineinfällt. Bei quadratischen Kanaldeckeln sieht das hingegen anders aus. Denn im unglücklichen Fall können diese diagonal durch die Öffnung rutschen und damit großen Schaden anrichten.

79. Der Funke springt über

Wie werden bei euch daheim Kerzen angezündet? Wahrscheinlich mit einem Feuerzeug. Denn damit verbrennt man sich weniger schnell die Finger als mit einem Streichholz. Ist ja auch viel einfacher zu bedienen und sowieso viel moderner. Falsch – ist es nicht! Das Feuerzeug gab es nämlich schon, bevor das Streichholz erfunden wurde, so verrückt das klingen mag. Die Urform eines Feuerzeugs wurde 1823 von einem deutschen Chemiker entwickelt. Es funktionierte mit Schwefelsäure und Zink und war in eine etwa 20 Zentimeter große runde Trommel einbaut. In der Hosentasche konnte man dieses Exemplar also noch lange nicht herumtragen. Drei Jahre später erfand ein Apotheker aus England dann das Streichholz. Das passierte aus Versehen, er war überhaupt nicht auf der Suche nach einem brennbaren Zündholz. Stattdessen mischte er in seinem Labor alle möglichen Stoffe zusammen, um Medizin herzustellen. An einem Holzstock zum Umrühren war dabei ein Tropfen einer Tinktur angetrocknet. Er streifte diesen Stock zum Säubern über den Boden und schon sprühten die Funken. So entstand die Zusammensetzung für die ersten Streichholzköpfe.

80. Die Tinte der Neuzeit

Stell dir mal vor, wir müssten heute immer noch wie im Mittelalter mit Feder und Tinte schreiben. Und so alle Hausaufgaben erledigen... oje, das würde vermutlich ewig dauern und immer wieder eine ziemliche Sauerei geben, wenn das Fass umkippt. Nur gut, dass es da inzwischen viel modernere Lösungen wie den Füller, vor allem aber den Kugelschreiber gibt. Der wurde im Jahr 1945 in den USA erfunden und war von Anfang an sehr gefragt. Gleich am ersten Tag wurden über 10.000 Stück verkauft. Der enthaltene Farbstoff reicht aus, um damit ungefähr 50.000 Wörter zu Papier zu bringen. So praktisch das kleine Ding auch ist, so gefährlich kann es werden, wenn man gedankenverloren darauf herumkaut. Denn beim versehentlichen Einatmen der Kappe oder des Clips entsteht schnell Atemnot. Hunderte Menschen ersticken jedes Jahr durch einen solchen „Kugelschreiberunfall". Deswegen ist die Kappe inzwischen mit einem kleinen Loch versehen – so kann im Notfall immer noch Luft hindurchdringen.

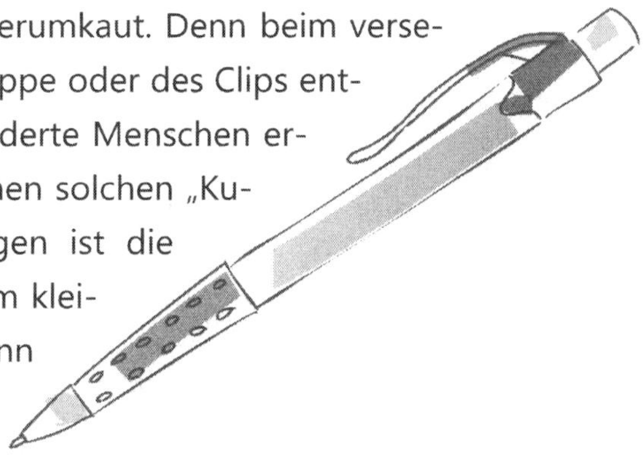

81. Von wegen italienisch!

Wenn du nach einer typisch italienischen Speise gefragt wirst, was kommt dir da als Erstes in den Sinn? Pizza, Pasta und Lasagne, oder? Doch, oh Schreck – genau genommen sind alle drei Antworten leider verkehrt! Denn obwohl die italienische Küche für diese Leckereien bekannt ist, hat laut wissenschaftlichen Funden keine davon wirklich ihren Ursprung in Italien. Belegte Teigfladen soll es bei den Griechen schon um etwa 800 v. Chr. gegeben haben. Und Nachweise darüber, dass Nudeln ebenfalls schon vor Tausenden von Jahren in China gegessen wurden, gibt es ebenso. Selbst bei der Lasagne waren andere schneller: Denn das älteste niedergeschriebene Rezept befindet sich in einem britischen Kochbuch aus dem 14. Jahrhundert. Mit überbackenen Lasagneplatten aus Nudelteig wurde nämlich schon König Richard II. bekocht. Und das lange, bevor die Italiener damit groß herauskamen. Bleibt also nur noch Nachtisch – Gelato! Nein, hier waren ebenfalls sowohl die Chinesen als auch die Griechen pfiffiger unterwegs: Sie mischten bereits um 1.000 v. Chr. natürlichen Schnee mit Honig und allerlei Gewürzen.

82. Wisch und weg

Natürlich musste jeder praktische Gebrauchsgegenstand, den wir heute benutzen, einmal durch einen Geistesblitz erfunden werden. Allerdings machen wir uns viel zu selten Gedanken darüber, wie dieser wohl zustande gekommen ist. Im Falle des Scheibenwischers verdanken wir die Erfindung einer Dame namens Mary Anderson, die damit 1903 ein gravierendes Problem im Straßenverkehr löste. Sie war mitten im tiefsten Winter in einer Straßenbahn in New York unterwegs. Aufgrund des starken Schneefalls musste der Fahrer durch die geöffneten Seitenfenster immer wieder mit den Händen die Scheiben freiwischen. Dadurch kamen allerdings Kälte und Feuchtigkeit ins Fahrzeug, und die Sicht war dennoch völlig eingeschränkt. Mary entschied also, dass man das technisch regeln könnte, und entwarf höchstpersönlich die ersten Zeichnungen dazu. Zum Zeitpunkt der Erfindung war das Auto noch wenig verbreitet, doch das sollte sich schon zehn Jahre später ändern. Tausende von Autofahrern in den USA konnten sich da schon gegen Regen und Schnee auf der Windschutzscheibe verteidigen. Und die Erfindung ist heute nicht mehr wegzudenken.

83. Namensvetter aus der eigenen Familie

Wer kennt sie nicht? Die quietschgelbe Comicfamilie, deren Sohn ständig irgendwelche Streiche anstellt und dafür öfters mal nachsitzen muss: die Simpsons. Sie wurden bereits im Jahr 1985 vom US-amerikanischen Zeichner Matt Groening ins Leben gerufen. Man könnte meinen, über die Namen aller fünf Simpsons wurde so lange gegrübelt, bis diese perfekt zu jedem einzelnen Charakter passten. Doch das Gegenteil ist der Fall! Stattdessen war Matt Groening so faul und hat einfach die Namen seiner eigenen Familienmitglieder verwendet. Sein Vater hieß Homer, seine Mutter Margaret, wurde aber von allen „Marge" genannt. Und Schwestern mit den Namen „Lisa" und „Maggie" hatte Matt ebenso. Selbst der eigene Opa hieß gleich wie jener der Simpsons, nämlich „Abraham" mit dem dazugehörigen Spitznamen „Abe". Nur bei sich selbst machte der Erfinder offensichtlich eine Ausnahme, deswegen heißt die Hauptfigur „Bart" und nicht „Matt".

84. Bei Rot stehen, bei Grün gehen

Diese Regel hast du schätzungsweise schon im Kindergarten gelernt. Denn nur, wer sie befolgt, kann eine Fußgängerampel auch sicher überqueren. Aber warum sind diese beiden Farben eigentlich überall auf dem Globus gleich? Rot galt schon immer als Signalfarbe für Gefahr. Als in Großbritannien die ersten Autos eingeführt wurden, lief sogar jemand mit einer roten Fahne voraus, um die Menschen vor dem herannahenden Fahrzeug zu warnen. Als Gegenstück wurde dann Grün eingeführt, diese beiden Farben galten bereits für den Eisenbahnverkehr, lange bevor es Autos gab. Dass manche Leute eine Rot-Grün-Sehschwäche haben und gerade diese beiden Farben äußerst schlecht voneinander unterscheiden können, hat offensichtlich keiner bedacht. Erst viel später kam man auf die Idee, zusätzlich Gelb als Zwischenstufe einzuführen. Damit können Verkehrsteilnehmer besser abschätzen, wann die Ampel umspringt und Vollbremsungen verhindern. Übrigens gibt es in Düsseldorf seit schon fast 70 Jahren die Gelbphase ebenso für Fußgängerampeln. Allerdings wurde die Erfindung nie auf andere Städte ausgeweitet, weil die zusätzliche Farbe hier nichts zu bringen scheint.

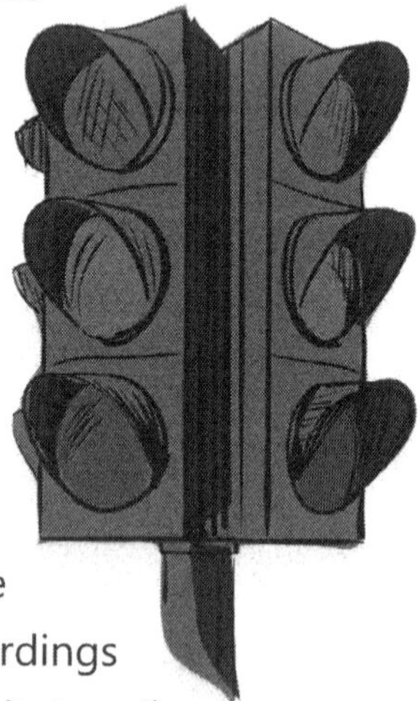

85. Namensfindung für Schokoriegel

Mars, Milky Way, Snickers oder M&M´s – du kennst all die schokoladigen Süßigkeiten, die so verführerisch an den Kassen im Supermarkt liegen. Alle stammen vom gleichen US-amerikanischen Unternehmer Frank Mars und dessen Familienunternehmen. Was kaum einer weiß: Die Riegel und Schokolinsen sind keine moderne Erfindung, es gibt sie schon seit etwa 90 Jahren! Alles fing an mit dem cremigen Milky Way. Franks Sohn Forrest Mars kam 1923 auf die Idee, das Rezept für einen Milchshake einfach umzuwandeln. Milky Way heißt übersetzt „Milchstraße", was gut zu seiner milchigen Zusammensetzung passt. Als Nächstes kam 1929 Snickers hinzu. Hierfür übernahm die Familie einfach den Namen ihres Lieblingspferdes! Auch beim 1932 ebenfalls von Forrest erfundenen Mars war die Familie wenig kreativ – so lautet schließlich ihr Nachname. Und die 1941 erstmals hergestellten M&M´s? Die stehen für „Mars & Murrie´s" – den Nachnamen beider Geschäftspartner, die damals zusammen die Schokoladenfirma führten.

86. Milliarden von Steinen

Mit großer Wahrscheinlichkeit besitzt du zu Hause eine ganze Sammlung an LEGO-Steinen. Dieses Spielzeug ist schließlich aus keinem Kinderzimmer wegzudenken, und selbst viele Erwachsene tüfteln noch gerne an kniffligen Bausätzen. Aber woher kommen die erfolgreichen Plastikklötzchen eigentlich? Das wissen tatsächlich die wenigsten. LEGO stammt aus Dänemark und wurde schon im Jahre 1949 erfunden. Den Namen haben die Hersteller einfach von „leg godt" abgeleitet. Das ist Dänisch und bedeutet übersetzt nichts anderes als „spiel gut". Damit wurde wohl voll ins Schwarze getroffen, denn die Menschen spielen weltweit so gut und so gerne mit den bunten Kunststoffsteinen, dass seither schon über 700 Milliarden Stück davon produziert wurden. Du kannst dir diese unglaubliche Zahl durch ein gutes Beispiel anschaulich machen: Wenn man all diese Steine gerecht auf jeden einzelnen Erdenbewohner verteilen würde, bekäme jeder 94 Stück!

87. Naturbegeisterter Künstler

Der Name „Leonardo da Vinci" klingt für die meisten Leute nicht ganz unbekannt. Zumindest können sie damit in Verbindung bringen, dass er ein italienischer Maler war. Die berühmte „Mona Lisa" ist wohl sein bekanntestes Kunstwerk. Doch die Liste seiner Berufe und Begabungen war in Wahrheit noch viel länger. Da Vinci hinterließ nämlich ebenfalls als Architekt, als Ingenieur und Philosoph seine Spuren. Außerdem interessierte er sich sehr für die Naturwissenschaft und fertigte viele Zeichnungen für verschiedene Biologen seiner Zeit an. In dem Zusammenhang machte er bereits um 1500 die Entdeckung, dass die Jahresringe bei Bäumen deren Alter anzeigen. Und nicht nur das, er war sogar überzeugt davon, darin Informationen über die Klimabedingungen finden zu können. Erst lange Zeit später wurde das von anderen Wissenschaftlern so bestätigt. Inzwischen weiß man sogar noch viel mehr: Die Ringe geben zudem Aufschluss über stattgefundene Waldbrände und Erdbeben. Damit sind sie eine hervorragende Quelle, um die Vergangenheit zu erforschen.

88. Köstliches, uraltes Gebäck

Hmmm, wie herrlich das duftet, wenn auf dem Weihnachtsmarkt frische Waffeln gebacken werden... Dem kann kaum einer widerstehen. Das leckere Backwerk ist zudem noch ein praktischer Snack, den man ohne Besteck im Gehen essen kann. Echtes Fast Food eben. Und dabei gibt es dieses schon seit ungefähr 700 Jahren! Die grundsätzliche Idee, Teig zwischen heißen Platten auszubacken, ist sogar noch viel

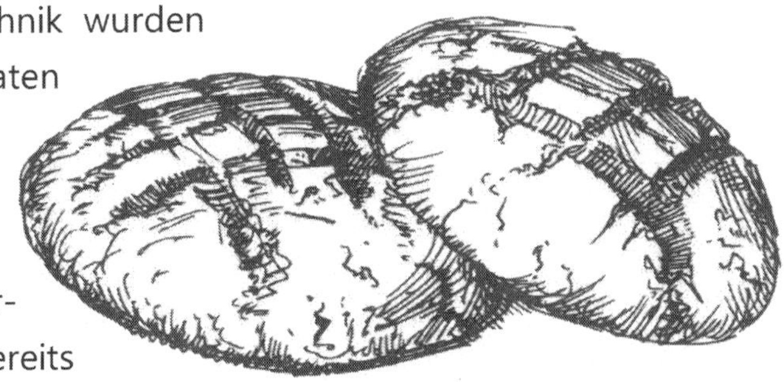

älter. Mit dieser Technik wurden schon sehr früh Oblaten für die katholische Kirche hergestellt. Im 14. Jahrhundert gab es in den Niederlanden dann aber bereits Waffeleisen, die man auf- und wieder zusammenklappen konnte. Sie mussten über dem offenen Feuer erhitzt werden. Deswegen waren sie mit langen Stielen versehen, um sich dabei nicht die Hände zu verbrennen. Simple rechteckige Waffeln oder solche in Herzform, wie wir sie heute essen, wären den Niederländern aber nicht untergekommen. Sie bearbeiteten die Eisenplatten stattdessen so aufwändig, dass auf den fertigen Waffeln der Abdruck eines Wappens oder eines religiösen Symbols zu sehen war.

Aus aller Welt

89. Urlaub hinter Panzerglas

Was würdest du vermuten – wo auf der Erde liegt wohl das teuerste Hotel? Doch bestimmt mitten im Zentrum einer bekannten Metropole wie New York, London, Tokyo oder Sydney. Oder noch besser in Dubai oder Monaco, wo es vor schmucken Gebäuden nur so wimmelt und die wohlhabenden Leute Urlaub machen. Völlig falsch... Dann vielleicht an einer gefragten Sehenswürdigkeit, also beispielsweise neben den Niagarafällen? Ebenfalls weit gefehlt! Das Hotel „President Wilson" liegt tatsächlich in der Schweiz. Genauer gesagt am Genfer See. Dort ist die Aussicht auf die umliegenden Gebirge zwar sehr beeindruckend, doch wichtiger für die steinreichen Gäste ist ihre Sicherheit. Denn in der Suite des Hotels schlafen sie hinter schusssicheren Fenstern und Türen, haben ihr eigenes Security-Personal sowie einen Privatfahrstuhl. Die Übernachtung kostet etwa 80.000 Euro. Zur Suite gehören zwölf Schlafzimmer und unter anderem ein eigenes Fitnessstudio. Auch ein Hubschrauberlandeplatz steht zur Verfügung.

90. Umgeben von Haien

Und wo wir gerade von kostspieligen Übernachtungen sprechen – es gibt tatsächlich noch eine Möglichkeit, das eben beschriebene Hotel deutlich zu übertrumpfen. Allerdings schläft man dabei nicht mehr über der Erde, sondern in einem luxuriösen U-Boot in vielen

Metern Tiefe. Dieses trägt den Namen „Lovers Deep" und wurde extra gebaut, um ein absolut außergewöhnliches Unterwassererlebnis möglich zu machen. Die Übernachtung für ein Paar soll bis zu 250.000 Euro kosten. Meistens liegt das U-Boot vor der Insel St. Lucia in der Karibik. Aber theoretisch kann man damit auch in jedes andere Gewässer fahren. Sobald das U-Boot abgetaucht ist, werden große Scheinwerfer angeschaltet, welche die umliegende Unterwasserwelt beleuchten. Durch die riesigen Fenster im Restaurant und den Zimmern können die Gäste so jederzeit und hautnah die vorbeiziehenden Fischschwärme beobachten. So kann es durchaus vorkommen, dass man friedlich schlummert, während Haie über dem eigenen Kopf vorbeigleiten.

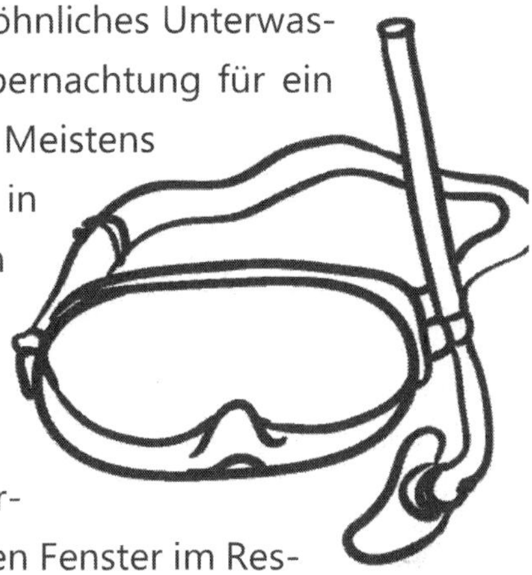

91. Fertig machen zum Abflug...

... und in einer Minute fertig machen zur Landung! So ähnlich muss wohl die Durchsage klingen, wenn man auf den Orkney-Inseln ein winziges Passagierflugzeug besteigt. In der Maschine haben lediglich acht Leute gleichzeitig Platz. Und sie ist so kurz in der Luft, dass man es sich gar nicht erst bequem machen muss. Die Inselgruppe befindet sich vor der nördlichen Küste von Schottland und gehört damit zu Großbritannien. Beide Flughäfen der benachbarten Inseln Westray und Papa Westray liegen gerade einmal drei Kilometer Luftlinie voneinander entfernt. Da ist es kein Wunder, dass man im Flieger nur zwei Minuten braucht, um von hier nach dort zu gelangen. Einer der Piloten hat das Ganze schon mal in 48 Sekunden geschafft!

Die Verbindung ist damit die kürzeste Flugstrecke der Welt mit einem offiziellen Flugplan. Zwei Mal täglich hebt der Flieger ab.

92. Stäbchen statt Gabel

Hast du schon einmal versucht, im asiatischen Restaurant mit Stäbchen zu essen? Bestimmt ist die Hälfte wieder abgestürzt, bevor du dir die Portion überhaupt in den Mund stecken konntest. Und dann erst diese ganzen kleinen Reiskörner... wie um Himmels Willen soll man die nur eingeklemmt bekommen? Für die Chinesen alles kein Problem, sie hätten dafür umgekehrt vielleicht ähnliche Probleme, mit Messer und Gabel zu essen. Vor allem aber gilt es in der chinesischen Kultur als unanständig, ein großes Stück Fleisch auf dem Teller liegen zu haben. Die Chinesen möchten nämlich nicht daran erinnert werden, dass dieses von einem toten Tier stammt. Deswegen wird vorher schon alles passend in kleine Stücke geschnitten, die man dann geübt mit dem Stäbchen im Mund verschwinden lässt. Diese Tradition gibt es übrigens schon seit etwa 2.000 v. Chr.!

93. Unbedenkliche Briefmarken

Inzwischen kann man die meisten Briefmarken bei uns einfach abziehen wie einen Aufkleber, um sie auf eine Postkarte zu kleben. Früher musste jede Marke zuerst angefeuchtet werden, damit ihr Kleber hält, und in vielen Ländern auf der Welt ist das noch heute so. Normalerweise leckt man sie dafür einfach kurz mit der Zunge ab. Damit dies in Israel genauso ablaufen kann, muss der dort verwendete Kleber jedoch garantiert koscher sein. Das Wort „koscher" kommt aus der jüdischen Religion und gibt vor, welche Lebensmittel als rein gelten und damit erlaubt sind. Dazu zählt unter anderem, dass nur das Fleisch von manchen Tieren wie Kühen oder Schafen gegessen werden darf. Da in herkömmlichem Briefmarkenkleber beispielsweise Knochenmehl von anderen Tieren stecken könnte, wird hier eine ganz bestimmte Mischung verwendet. So können selbst gläubige Juden ohne Bedenken ihre Post verschicken, ohne gegen die Regeln zu verstoßen.

94. Tödliche Gefahr von oben

Was meinst du, wo lauert in Afrika die größte Gefahr für den Menschen? Doch sicher in der Savanne oder im Busch, wo man jederzeit von einem wilden Tier angefallen werden kann, oder? Also besser immer die Augen nach vorne richten und vorsichtig hinter jeden Felsen und um jeden Baumstamm spähen? Nein! Tatsächlich solltest du stattdessen eher nach oben schauen und dich davon überzeugen, dass keine Gefahr aus der Luft droht! Denn herunterfallende Kokosnüsse erreichen eine solche Wucht, dass sie zu einem lebensgefährlichen Geschoss und somit zu einer echten Bedrohung werden. Natürlich gibt es ebenfalls viele Kriege, Naturkatastrophen und Verkehrsunfälle, durch die viele Menschen dort leider ums Leben kommen. Doch tatsächlich werden jedes Jahr mehr Leute von Kokosnüssen getötet als beispielsweise von Löwen. Und an diese Möglichkeit denkt man nun beim besten Willen nicht.

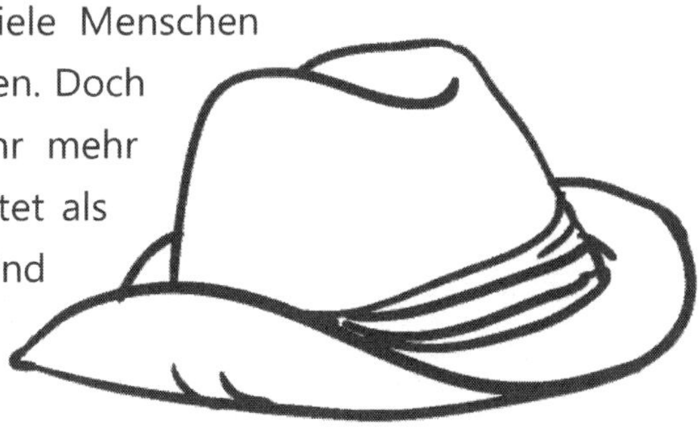

95. Besser den Bauch einziehen!

Venedig gilt als die schwimmende Stadt Italiens. Sie wurde auf über hundert kleinen sandigen Inselchen erbaut und mit Unmengen an kräftigen Holzpfeilern unterstützt. Auch für seine unzähligen Brücken und kleinen Kanäle ist Venedig bekannt. Viele Paare reisen dorthin, um eine romantische Gondelfahrt zu machen und sich vor den Sehenswürdigkeiten fotografieren zu lassen. Doch es gibt darüber hinaus noch eine weitere Besonderheit, von der kaum gesprochen wird. In der Stadt befindet sich nämlich ebenfalls die schmalste Gasse in ganz Europa! Richtige Straßen gibt es sowieso nicht, stattdessen ist alles per Boot zu erreichen. Und aufgrund des Platzmangels und der großen Hitze im Sommer wurden die Gebäude sehr nah nebeneinandergesetzt. So muss ebenfalls die so genannte „Calle Varisco" mit gerade einmal 53 Zentimetern Breite entstanden sein. Das ist so schmal, dass man mit Ach und Krach eine Obstkiste hindurchtragen kann. Wie viele Touristen dort wohl schon steckengeblieben sind, nachdem sie sich mit zu viel Pizza den Bauch vollgeschlagen hatten?

96. Kreative Stadtplaner

Schaut man sich große Städte aus der Vogelperspektive an, sehen die normalerweise aus wie ein bunt zusammengewürfeltes Durcheinander aus Straßen, Plätzen und Grünflächen. Könntest du hoch genug über Brasilia schweben, der Hauptstadt von Brasilien, würdest du hingegen eindeutig die Form eines Flugzeugs erkennen – schau einfach mal bei Google Maps nach, da lässt es sich ebenfalls gut sehen. Das ist natürlich kein Zufall. Denn Brasilia entstand in den 50er-Jahren aus dem Nichts auf einer riesigen freien Fläche. Um überhaupt dort bauen zu können, musste erst einmal eine Eisenbahnlinie dorthin verlegt werden. Erst mit deren Hilfe konnte man das gesamte benötigte Baumaterial transportieren. Die damalige Regierung wollte mit dem ungewöhnlichen Grundriss ein Zeichen setzen und der ganzen Welt zeigen, wie fortschrittlich ihr Land ist. Also entschied sie sich für eine kilometergroße Flugzeugform, in der alles geometrisch angeordnet ist. Nur schade, dass man diese vom Boden aus überhaupt nicht erahnen kann.

97. Eine Schlucht voller Sahne

Vielleicht hast du schon einmal Fotos vom Grand Canyon gesehen. Er liegt im US-amerikanischen Bundesstaat Arizona. Der Canyon ist stolze 446 Kilometern lang und im Durchschnitt etwa 16 Kilometer breit. Steht man unten im Flussbett, so ragen die seitlichen Felswände bis zu 1,6 Kilometer in die Höhe. Diese Ausmaße kann man sich kaum vorstellen. Aber eines steht fest: Diese Schlucht ist gigantisch! Nun mal dir einmal im Kopf aus, wie man den Grand Canyon bis oben hin auffüllen würde. Und zwar nicht etwa langweilig mit Wasser, sondern mit cremiger Schlagsahne. Zugegeben, das klingt ziemlich verrückt und zum Glück macht das in Wirklichkeit niemand. Aber wenn es jemand könnte, so wäre es die Firma Kraft aus den USA. Denn diese produziert in nur einem einzigen Jahr so viel Schlagsahne, dass man damit allen Ernstes die komplette Schlucht fluten könnte!

98. Dem Unglück entwischen

Nehmen wir einmal an, eine bestimmte Zahl zwischen 1 und 10 würde einfach für immer und ewig gestrichen, zum Beispiel die 7. Man müsste dann 1, 2, 3, 4, 5, 6, 8 zählen. Dabei wäre ja dann die 8 doch plötzlich die eigentliche 7... Du siehst schon, das scheint alles sehr verwirrend zu sein. Nicht so für die Japaner. Denn dort heißt die Zahl 4 „shi" und klingt somit genau gleich wie das Wort „Tod". Da die Japaner sehr abergläubisch sind, gilt die 4 somit überall als Unglückszahl. Die Leute versuchen daher, einen großen Bogen um sie zu machen. So gibt es in großen Gebäuden kein 4. Stockwerk und in den Straßen keine Hausnummern, die eine 4 enthalten könnten. In Hotels fehlt das Zimmer Nummer 4 ebenso wie die Zimmernummern 14, 24 und so weiter. Und sogar im Flugzeug findet man keinen Sitz mit der Ziffer 4 vor. Obwohl sie eine komplett andere Sprache sprechen, gilt das übrigens genauso für China: Auch dort soll die 4 nur Unheil bringen und wurde daher weitestgehend verbannt.

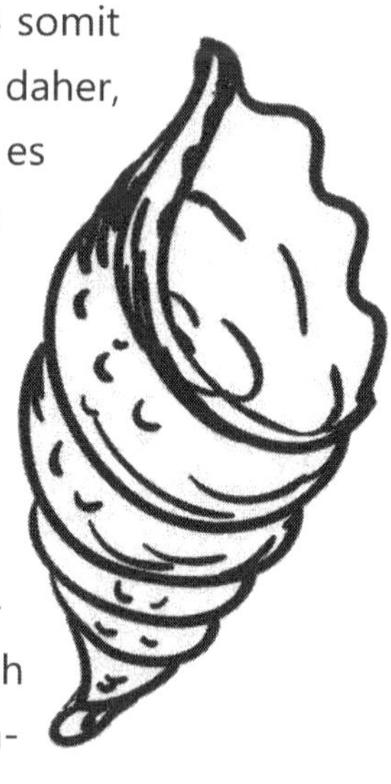

99. Ein ungewöhnlicher Studiengang

An den meisten Universitäten kann man alles Mögliche studieren. Andere sind hingegen auf ein bestimmtes Fachgebiet spezialisiert. Das gilt zum Beispiel für die Carnegie Mellon University im US-amerikanischen Bundesstaat Pennsylvania. Dort dreht sich nämlich alles um Forschung und Wissenschaft. Trotzdem kann an dieser Hochschule ein Hauptfach belegt werden, das komplett aus dem Rahmen fällt und das man definitiv niemals erraten würde: Dudelsack spielen! Na so was, gehört der Dudelsack nicht eigentlich nach Schottland? Und sollte dieser Studiengang nicht besser dort an einer der Universitäten unterrichtet werden? Könnte man denken, doch hier kommt die nächste Überraschung: Das Instrument stammt genauso wenig aus Schottland wie aus den USA. Stattdessen hat der Dudelsack seinen eigentlichen Ursprung in Pakistan, in Indien und im Iran. Und das schon vor etwa 4.000 Jahren! Auch in der Türkei und in Ägypten wurde er längst gespielt, bevor er sich irgendwann zusammen mit dem karierten Rock zum Symbol für Schottland entwickelte.

100. Die Spinne im Christbaum

Liebst du es ebenfalls, den Weihnachtsbaum zu schmücken? Und was hängt ihr bei euch zu Hause normalerweise so alles auf die Zweige? Schätzungsweise zuerst einmal eine Lichterkette. Und dann vermutlich glänzende Kugeln, Glöckchen, Strohsterne, kleine Holzfiguren oder auch Lametta. Manche Familien dekorieren den Baum sogar mit frischgebackenen Keksen. Würdest du in der Ukraine leben, dürfte außerdem das Spinnennetz nicht fehlen. Wie, ein Spinnennetz im Christbaum? Was hat das denn dort verloren? Für die Ukrainer ist der 25. Dezember der wahre Weihnachtstag. Und sie glauben fest daran, dass es Glück bringt, an diesem Tag ein Spinnennetz zu finden. Damit das direkt nach dem Aufstehen an diesem Morgen gelingt, wird eben etwas nachgeholfen: mit einer Gummispinne und einem künstlichen Netz, in dem das Tier fröhlich baumelt. Tja, andere Länder, andere Sitten!

101. Geld abheben am Südpol

Wohnt man in Deutschland in einer größeren Stadt, so ist der nächste Bankautomat meistens nicht allzu weit entfernt. Die Leute sind es also gewohnt, recht unkompliziert Bargeld abheben zu können, falls ihnen dieses unterwegs mal ausgehen sollte. In einem Dorf oder in einer ländlichen Gegend aber kann das ganz anders aussehen und komplizierter werden. Da ist es auf jeden Fall besser, immer ausreichend Bares dabeizuhaben. Und in der Antarktis? Na, da gibt es gleich zwei Bankautomaten, ist doch klar! Das ist tatsächlich kein Scherz, obwohl die Gegend um den Südpol total einsam und verlassen ist. Doch eine einzige kleine Insel ist bewohnt. Denn auf dem zu Neuseeland gehörenden Fleckchen Ross Island gibt es eine große Forschungsstation. Hier leben und arbeiten im Sommer bis zu 1.200 Menschen, und die müssen schließlich auch irgendwie einkaufen gehen. Deswegen befinden sich beide Bankautomaten hier.

102. Total verrückte Gesetze

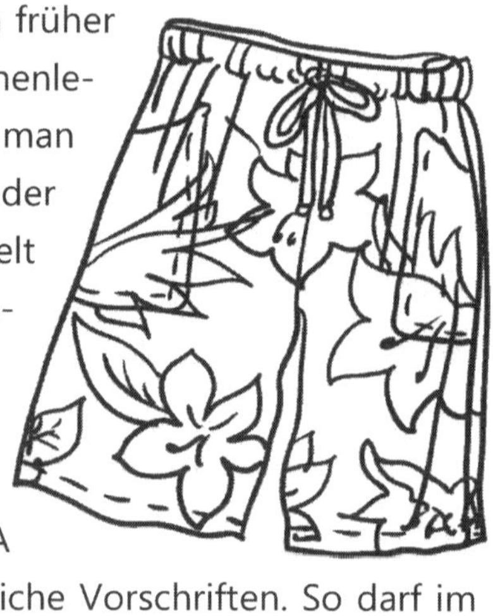

Natürlich hatten die Leute auch schon früher bestimmte Gesetze, damit ihr Zusammenleben gut funktionierte. Eigentlich hat man diese im Verlauf der Zeit immer wieder neu an die moderner gewordene Welt angepasst. Doch offensichtlich sind dabei über die Jahrhunderte ziemlich viele Eintragungen übersehen worden, die deswegen bis heute noch Gültigkeit haben. Gerade in den USA finden sich noch massenhaft unerklärliche Vorschriften. So darf im

Bundesstaat Idaho nicht geangelt werden, während man auf einem Kamel sitzt. In Alabama ist es streng verboten, mit einem falschen Bart in die Kirche zu gehen. Wer im Bundesstaat Maryland einen Löwen mit ins Kino nimmt, macht sich ebenfalls vor dem Gesetz strafbar. In Minnesota darf hingegen nicht unter Wasser geraucht werden. Alaska verbietet es strikt, lebende Elche aus einem fliegenden Flugzeug zu schubsen. Und in Florida ist eines ganz klar geregelt: Wer einen Elefanten an einer Parkuhr festbindet, muss hierfür auch die fällige Parkgebühr einwerfen! Da kommt man doch aus dem Kopfschütteln nicht mehr raus.

103. Eine Kleinstadt beim Unterricht

Kennst du andere Kinder und Jugendliche, die eine richtig große Schule besuchen? Gerade weiterführende Schulen können manchmal auch bei uns aus mehr als 1.000 Schülern bestehen, vor allem dann, wenn Gesamtschule, Realschule und Gymnasium in einem einzigen Gebäudekomplex zusammengefasst sind. Da fällt es zu Beginn sicher schwer, das richtige Klassenzimmer zu finden. Doch was wäre, wenn deine Schule einfach mal so viele Schüler hätte wie eine komplette Kleinstadt? Ach du Schreck... In der City Montessori School in Lucknow, Indien, werden nämlich sage und schreibe 52.000 Schüler unterrichtet! Die Altersstufen gehen vom Kindergarten bis zum Abitur und es braucht etwa 2.700 Lehrer. Zum Glück befinden sich die Klassenzimmer nicht alle an ein und demselben Ort, sondern sind quer über die Stadt auf 20 verschiedene Standorte verteilt. Sonst würde in jeder großen Pause vermutlich das ultimative Chaos ausbrechen.

104. Schneeflöckchen, Weißröckchen

Freust du dich jedes Jahr aufs Neue, wenn die ersten Schneeflocken vom Himmel fallen? Rennst du dann nach draußen, um ein paar davon auf deiner Zunge schmelzen zu lassen? Oder wartest du, bis die Landschaft weiß bedeckt ist, damit du lustige Fußstapfen im Neuschnee machen und vielleicht sogar einen Schneemann bauen kannst? Für uns ist es das Normalste der Welt, dass es manchmal im Winter schneit und wir alle wissen, wie Schnee genau aussieht und wie er sich anfühlt. Wärst du anderswo auf der Erde geboren, würdest du wahrscheinlich dein ganzes Leben lang keine einzige Flocke durch die Luft tanzen sehen. Denn von 100 Leuten weltweit haben 65 noch nie Schnee gesehen und werden es auch bis an ihr Lebensende nicht tun. Entweder leben sie in tropischen Ländern oder auf Inseln mit sehr hohen, feuchten Temperaturen, auf denen es einfach niemals schneit. Oder aber sie sind zu weit von den hohen Bergspitzen im eigenen Land entfernt. Denn selbst wenn die höchsten Gipfel in ihrem Land mit Schnee bedeckt sind, können die meisten Menschen es sich nicht leisten, jemals dorthin zu fahren.

105. Kleine Hände, große Hände

Wer schon einmal auf einer PlayStation1-Konsole gespielt hat, der weiß, dass man dafür einen Controller braucht. Das ist das Eingabegerät, das man so ähnlich wie einen Steuerknüppel im Flugzeug in beiden Händen hält. So kann man leicht mit den Fingern jeder Hand die Tasten für bestimmte Befehle bedienen. Spielt man am Bildschirm also ein wildes Autorennen, kann man zum Beispiel mit einem Daumen beschleunigen und mit dem anderen bremsen oder mit einem kleinen Finger den Schleudersitz auslösen. Allerdings haben nicht alle Menschen auf der Welt gleich große Hände. Damit dennoch jeder problemlos an die einzelnen Knöpfe kommt, werden deswegen für die Kunden in Asien kleinere Controller produziert. Auf diesen liegen alle Tasten etwas näher beieinander. Die Spieler in Nordamerika und Europa zocken dagegen auf den größeren, also für uns „normal großen" Controllern.

106. Eine Lady mit großen Füßen

Welche Schuhgröße hast du? Und deine Eltern? Gerade Männer und Frauen mit ungewöhnlich großen Füßen tun sich oft schwer, noch ein hübsches Paar Schuhe zu finden. Denn die Auswahl wird immer kleiner, je größer die Füße ausfallen. Nur gut, dass die Freiheitsstatue in New York sich nicht auf die Suche machen muss. Denn aufgrund der 46 Meter Höhe lebt die berühmte Dame auf sehr großem Fuß. Wenn man ihr wirklich Schuhwerk anziehen wollte, so bräuchte sie umgerechnet Größe 3.500! Wow, was für Riesenlatschen müssten das sein. Aber umgekehrt ist ja schon ihre Nase bereits 1,37 Meter lang. Im Verhältnis stimmt also alles wieder. Ursprünglich sollte die über 130 Jahre alte Statue mal als Leuchtturm genutzt werden. Aber das erzeugte Licht war nicht stark genug, sodass sie ihre Fackel seither eben ohne Beleuchtung in die Luft reckt.

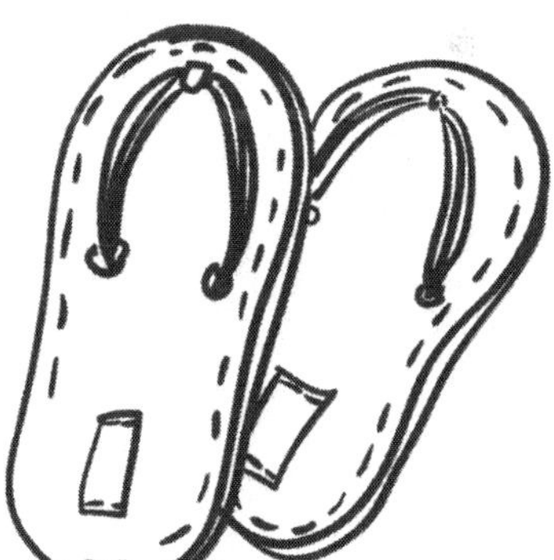

107. Geburt auf vier Rädern

Bei einsetzenden Wehen nicht rechtzeitig im Krankenhaus anzukommen, das macht vielen Frauen in Deutschland Sorge. Dabei ist das hierzulande völlig unbegründet. Denn zum nächsten Krankenhaus ist es meist nicht weit und vor allem ist unser Verkehr überschaubar. Auf andere Länder wie zum Beispiel Thailand treffen diese Punkte allerdings leider nicht zu. Gut ausgestattete Krankenhäuser sind selten und der Straßenverkehr in großen Städten ist ein einziger großer Knoten. In der Hauptstadt Bangkok stecken die Autos zur Stoßzeit teilweise mehrere Stunden im Stau fest. Und jedes Jahr kommen nochmals weitere 100.000 Fahrzeuge hinzu, die alles nur noch schlimmer machen. Deswegen werden tatsächlich jedes Jahr nicht wenige Babys im Auto geboren. Damit die Mütter dabei wenigstens professionelle Unterstützung bekommen, wurde inzwischen eine Sondereinheit der Polizei zu Geburtshelfern ausgebildet. Diese Frauen und Männer können übers Handy angefordert werden und schlängeln sich dann per Moped zum Einsatzort durch, um der werdenden Mutter zu helfen.

108. Schmusetiger hinter Gittern

Wie stellst du dir kriminelle Verbrecher vor, die jahrelange Haftstrafen absitzen? Wohl eher etwas angsteinflößend, oder? Zumindest nicht mit einer flauschigen Katze auf dem Arm, die von ihnen liebevoll gestreichelt wird. Doch du wirst staunen: Denn genau dieses Bild ist im Pendleton-Gefängnis im US-amerikanischen Bundesstaat Indiana alltäglich. Hier läuft nämlich seit sechs Jahren ein besonderes Projekt, bei dem sich die Gefangenen um streunende Katzen kümmern. Dank dieser genialen Idee profitieren beide Seiten gleichzeitig:

So bekommen die herrenlosen Vierbeiner ein neues Zuhause, ohne im Tierheim zu landen. Und die Insassen haben eine sinnvolle Aufgabe, indem sie sich um die Schmusetiger kümmern. Es ist zudem erwiesen, dass Katzen kleine Therapeuten sind. Sie können unter anderem helfen, Depressionen und Ängste abzubauen.

109. Kalender mit Verspätung

Wenn du dich in Äthiopien zu einem Treffen verabredest, so reist du dazu automatisch in die Vergangenheit. Was, wie soll das denn bitte gehen? Ganz einfach, denn der äthiopische Kalender hängt unserem um 7 Jahre und 8 Monate hinterher. Das kommt daher, dass die Geburt von Jesus dort auf ein anderes Jahr zurückberechnet wurde. Befinden wir uns in Europa also im Jahr 2022, so zeigt der dortige Kalender daher noch 2015 an. Und auch ansonsten sieht dieser deutlich anders aus: Es gibt beispielsweise insgesamt 13 Monate, wobei 12 davon 30 Tage dauern und der letzte Monat nur 5 Tage hat. Sogar der Jahreswechsel ist verschoben, Silvester wird nämlich am 11. September gefeiert. Damit es nicht ständig zu Verwirrung kommt, wurden die Flugpläne der Hauptstadt Addis Abeba der internationalen Zeitrechnung angepasst. Schließlich haben wir anderen keine Zeitmaschine, um uns ins Jahr 2015 zu befördern.

110. Zeit für den Friseur

Kannst du schon wieder kaum etwas sehen, weil dir der Pony zu weit ins Gesicht gewachsen ist? Zeit für den Friseur also. Die meisten Leute gehen vier bis sechs Mal pro Jahr zum Haareschneiden, Männer häufiger als Frauen. In einem Monat wird unsere Haarpracht in etwa 1,2 Zentimeter länger. Das heißt, Haare wachsen im Durchschnitt jeden Tag 0,4 Millimeter. Zumindest ist das bei Europäern so. Das Kopfhaar von Afrikanern zum Beispiel wächst deutlich langsamer und das von Asiaten wiederum viel schneller. Falls du also vorhast, später einen eigenen Friseursalon aufzumachen, wird dir in Asien die Arbeit nicht ausgehen. Außerdem stimmt es wirklich, dass Haare tagsüber ein schnelleres Wachstum aufweisen als nachts. Und auch im Sommer wachsen Haare rascher als im Winter. Je besser durchblutet die Kopfhaut ist, desto mehr werden die Haarwurzeln angeregt. Aber andere Faktoren wie das Alter oder der Hormonspiegel können ebenfalls durchaus eine Rolle spielen.

111. Errare humanum est

Ähm, wie bitte? Verstehst du kein Wort? Das ist lateinisch und bedeutet „Irren ist menschlich". Wie soll man das auch wissen, die meisten Leute sprechen schließlich kein Latein. Im Normalfall macht das überhaupt nichts aus, weil du es sowieso nicht können musst. Es sei denn, du stehst mitten in Italien, genauer gesagt mitten in Rom. Na, da werden die Leute ja wohl alle fließend italienisch reden, oder etwa nicht? Ja, schon. Allerdings nicht der einzige Geldautomat, der im Vatikan steht. Genau, das ist dieser winzig kleine Stadtstaat, in dem sich der Petersdom befindet und der Papst zu Hause ist. Gerade einmal etwa 800 Bewohner leben im Vatikan, größtenteils sind das katholische Geistliche. Und für die ist Latein natürlich das Einfachste der Welt, weil sie viele alte Schriften studieren. Möchtest du als Tourist den Automaten nutzen, wirst du allerdings mit den Anweisungen schnell überfordert sein.

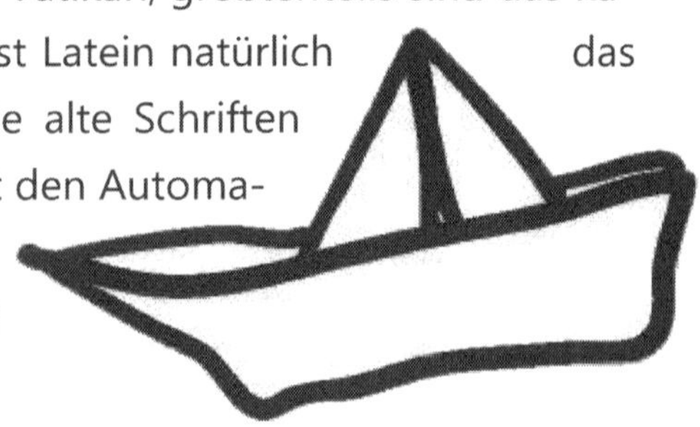

112. Der Zukunft entgegen

Lange Zeit war Australien eine britische Kolonie, das änderte sich erst zu Beginn des 20. Jahrhunderts. Einige Jahre später entwarf das Land sein erstes eigenes Wappen, das kunstvoll gestaltet wurde. Darauf sind groß zwei Tiere abgebildet – ein Känguru und ein Emu. Das Känguru galt schon immer als Nationaltier und der flugunfähige Emu ist ebenfalls eine auf der Insel heimische Vogelart. Daher lag es wahrscheinlich sehr nahe, zwei so typische Tiere abzubilden, oder nicht? Das könnte man denken, aber dahinter versteckt sich eigentlich eine Botschaft. Denn charakteristisch für diese beiden Tiere ist, dass sie nicht rückwärtslaufen können. Sie gehen daher stets schnurstracks nach vorne. Damit wollte man ausdrücken, dass Australien seine Vergangenheit hinter sich lässt und fortschrittlich ist. Beim Känguru vermutet man, der große muskulöse Schwanz verhindert die Rückwärtsbewegung. Warum der Emu keinen Schritt nach hinten machen kann, ist dagegen bis heute nicht geklärt.

113. Der schrumpfende Eiffelturm

Nicht nur wir Menschen werden förmlich kleiner, wenn wir bei grauem Winterwetter die Schultern hochziehen und uns in unsere dicken Jacken verkriechen. Dem Eiffelturm in Paris geht es da ähnlich, auch er scheint die Kälte nicht besonders zu mögen. Das Wahrzeichen der Stadt schrumpft so zusammen, dass es ganze 30 Zentimeter an Höhe verlieren kann. Wird das Wetter wieder wärmer, dehnt er sich erneut aus und kommt an strahlenden Sommertagen auf seine Maximalhöhe von 300,5 Metern. Rechnet man die oben angebrachte Antenne noch mit, sind es insgesamt sogar bis zu 324 Meter. Der Grund für dieses Phänomen liegt in der Beschaffenheit des Turms: Er besteht aus unzähligen Eisenteilen, die alle untereinander mit Nieten verbunden sind, die ebenfalls aus Eisen bestehen. Eisen dehnt sich bei Wärme aus und zieht sich bei Kälte zusammen – zwar immer nur ein bisschen, aber bei so vielen Bauteilen macht es sich in der Summe eben doch bemerkbar.

114. Wieder ausgegraben

Sitten und Gebräuche sind sehr unterschiedlich auf der Welt. Vor allem, wenn es um das Thema „Leben und Tod" geht, hat jede Kultur ihre eigene Sichtweise. So ist es für die Menschen auf Madagaskar beispielsweise völlig normal, alle paar Jahre mit den Überresten ihrer toten Familienangehörigen zu feiern. Die Verstorbenen werden nicht in einem Sarg in der Erde, sondern in einer Gruft beigesetzt. Natürlich sind dann irgendwann nur noch ihre Knochen übrig. Das stört die Familie jedoch wenig. Beim Famadihana-Fest drücken die Lebenden die Gebeine ihrer toten Angehörigen an ihr Herz, erzählen ihnen die neuesten Geschehnisse und präsentieren ihnen die Enkelkinder und Urenkelkinder, die inzwischen geboren wurden. Dabei wird ein Festmahl verspeist und ausgelassen getanzt. Geht die Feier zu Ende, wickelt man die Knochen in ein neues Leichentuch ein. Je schöner dieses eingefärbt ist, desto mehr Ansehen hat die Familie im Dorf. Anschließend kommt das Bündel wieder zurück in die Gruft, bis sich das Spektakel nach fünf bis elf Jahren erneut wiederholt.

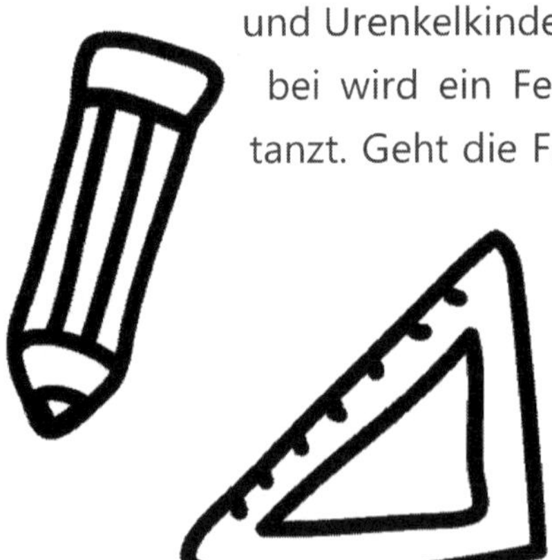

115. Schwedische Bordkontrolle

Von Flughäfen kennst du vielleicht die großen Hinweisschilder, die auflisten, was nicht mit an Bord genommen werden darf. Im Passagierraum sind unter anderem Flüssigkeiten und spitze Gegenstände verboten. Und auch die aufgegebenen Koffer werden aufmerksam nach Waffen, Drogen und Sprengstoff durchsucht. In Schweden schauen die Zollbeamten außerdem genau, ob nicht auch irgendwo eine Dose Hering ins Gepäck geschmuggelt wurde. Ja, richtig gelesen, das ist strikt untersagt. Es geht dabei um eine nationale Spezialität, den so genannten „Surströmming". Dafür wird Hering in einer Salzlake eingelegt, in welcher er nach und nach vergärt. In diesem Zustand wird er dann in Konserven abgefüllt. Es handelt sich also platt gesagt um alten, bereits schlecht gewordenen Fisch. Und es liegt auf der Hand, dass dieser eine wahre Stinkbombe ist. Durch den Druck im Flieger könnten die Dosen leicht explodieren und ihren penetrant miefenden Inhalt freigeben. Deswegen dürfen sie keinesfalls transportiert werden.

116. In alle Winde verstreut

Wohin wird man wohl am besten fahren, wenn man einen Iren treffen möchte. Na, das ist doch glasklar – nach Irland natürlich! Ja und nein. Selbstverständlich bekommst du dort auf der Insel jede Menge Iren zu Gesicht, schließlich leben knapp fünf Millionen in ihrem Heimatland. Eine viel größere Zahl findest du stattdessen aber an ganz anderen Orten auf dem Globus. Denn ein großer Teil der jungen Erwachsenen wandert aus, um sich anderswo niederzulassen. So gibt es allein im Nachbarland Großbritannien 14 Millionen Menschen, die ursprünglich aus Irland stammen. In den USA haben sogar 36

Millionen Menschen irische Wurzeln. In Kanada, Australien und sogar im spanischsprachigen Argentinien lebt ein weiterer Teil der irischen Bevölkerung. Die Insel schein also schon recht leer geworden zu sein. Nur gut, dass acht Millionen Schafe den Platz auffüllen.

117. Die Hauptstadt mit 168 Buchstaben

Wollen wir wetten, dass Bangkok die Hauptstadt mit dem längsten Namen ist? Ha! Da wirst du doch wohl sofort einschlagen und dir heimlich schon die Hände reiben. Sind ja schließlich nur sieben Buchstaben und allein Kopenhagen hat schon zehn Buchstaben. Sichere Sache also. Falsch gedacht... Du verlierst leider haushoch, denn der hochoffizielle Name von Thailands Metropole lautet „Krung Thep Mahanakhon Amon Rattanakosin Mahinthara Ayuthaya Mahadilok Phop Noppharat Ratchathani Burirom Udomratchaniwet Mahasathan Amon Piman Awatan Sathit Sakkathattiya Witsanukam Prasit". Das bedeutet übersetzt „Stadt der Engel, große Stadt, Wohnstätte des Smaragd-Buddhas, uneinnehmbare Stadt von Indra, große Hauptstadt der Welt mit neun kostbaren Edelsteinen. Glückliche Stadt mit riesigem himmelsgleichem Königspalast. Stadt von Indra gegeben und von Vishnukarn erbaut." Uff, das muss bestimmt sogar ein Einheimischer mühevoll auswendig lernen. Kein Wunder, dass man stattdessen lieber eine Abkürzung benutzt.

118. Facebook statt Mundhygiene

Kennst du einen Jugendlichen oder Erwachsenen, der kein eigenes Handy hat? Wahrscheinlich dürften es sehr wenige sein, die diese

Frage mit Ja beantworten können. Und kennst du jemanden, der keine Zahnbürste besitzt? Natürlich nicht. In deinem Familien- und Bekanntenkreis wird jeder eine im Bad liegen haben. Aber dir ist wohl bewusst, dass es in vielen armen Ländern auf der Welt gar nicht so selbstverständlich ist, Geld fürs Zähneputzen aufzubringen, oder dass die dort lebenden Menschen diese Gewohnheit einfach nicht kennen. Man könnte annehmen, dass dann die wenigsten genug verdienen, um sich ein Mobiltelefon leisten zu können. Doch verrückterweise haben mehr Menschen auf der Erde ein Handy als eine Zahnbürste! Das liegt vor allem daran, dass in der heutigen Zeit selbst in wenig entwickelten Ländern das Telefon notwendig ist, um im Alltag zurechtzukommen. Zwar haben nicht alle automatisch auch einen Internetzugang, doch diese Zahl steigt ebenfalls jeden Tag weiter an.

119. Königliches Federvieh

Die Queen von England hat doch offensichtlich schon alles, was man sich nur vorstellen kann – einen herrschaftlichen Palast, eigene Diener und Angestellte, eine Limousine mit Chauffeur und vieles mehr. Aber zu allem Überfluss gehören ihr zusätzlich noch alle Schwäne in England! Was soll sie aber bloß mit den Vögeln anfangen? Gar nichts. Dieses Gesetz stammt noch aus dem zwölften Jahrhundert, als Schwanenfleisch als Delikatesse galt. Damit man die Königsfamilie jederzeit mit diesem Leckerbissen bedienen konnte, durfte also niemand sonst Jagd auf die weißen Tiere machen. Um zu überprüfen, ob das tatsächlich eingehalten wurde, hat man jedes Jahr eine große Zählung am Fluss Themse durchgeführt. Das mehrtägige Schauspiel gibt es sogar heute noch. Zwar werden sie nicht mehr gegessen, aber die rund tausend Schwäne waren zwischenzeitlich vom Aussterben bedroht. Dank der Zählung lässt sich nachprüfen, ob sich ihre Anzahl weiter verringert. Darüber hinaus gehören bis heute ebenso alle Wale und Delfine in den Gewässern um Großbritannien der Queen, um diese unter besonderen Schutz zu stellen.

120. Strampeln für die Freilassung

Im Gefängnis der brasilianischen Stadt Santa Rita do Sapucaí helfen Fahrräder Häftlingen dabei, aus dem Gefängnis freizukommen. Wie muss man sich das denn vorstellen? Natürlich können sich die Insassen nicht einfach draufschwingen und fröhlich durch die offenen Gefängnistore davonradeln. Denn genau genommen sind die Fahrräder noch nicht mal fahrtauglich, ihnen fehlt nämlich jeweils das Vorderrad. Zudem wurden sie obendrein noch festgeschraubt. Mit dem Hinterrad ist ein Generator verbunden. Beim Strampeln wird also Strom erzeugt, der sich speichern lässt. So kann in Santa Rita do Sapucaí mit diesem Strom ein Teil der Straßenlaternen bei Nacht betrieben werden. Als Gegenleistung für die Schwitzerei bekommen die Inhaftierten ihre Gefängnisstrafe verkürzt. Pro 24 Stunden auf dem Rad dürfen sie einen Tag früher entlassen werden. Das ist für viele ein toller Anreiz. Und gut für die körperliche Fitness ist der Sport zudem allemal.

121. Großes Umzugschaos

Bist du mit deiner Familie schon einmal in eine neue Wohnung umgezogen? Oder hast du vielleicht einem Schulfreund geholfen, dafür alle seine Sachen in Kisten zu packen? Dann kannst du dich wohl erinnern, was das für ein Durcheinander an Möbelstücken,

Tüten, Lampen und Fahrrädern war. Ist endlich alles zerlegt und transportbereit, muss noch ein großer Lastwagen vorfahren, um alles zu verladen. Und am Ziel angekommen findet das Gleiche nochmals rückwärts statt. Nun stell dir einmal vor, dass fast alle Leute ihren Umzug innerhalb der gleichen Stadt an ein und demselben Tag erledigen! Denn genau das passiert jedes Jahr am 1. Juli in Montreal, der zweitgrößten Stadt Kanadas. Es ist so üblich, dass fast alle Mietverträge an diesem offiziellen Umzugstag enden und die Leute folglich am gleichen Datum die Bleibe wechseln. Das Parkplatzchaos mag man sich gar nicht vorstellen. Und Umzugskisten dürften zu diesem Datum mit Sicherheit restlos ausverkauft sein.

122. Ein gigantischer Filmpalast

Gehst du gerne ins Kino? Logo, wer nicht? Herrlich gemütliche Pluschsessel, in denen man fast versinkt, eine riesige Leinwand und dann kommt auch noch der Eisverkäufer vorbei. Hast du dabei bis jetzt immer problemlos den richtigen Saal gefunden? Das ist manchmal gar nicht so einfach, zumal alles irgendwie gleich aussieht. Vor allem in Großstädten gibt es oft Filmpaläste mit mehreren Stockwerken, in denen unzählige Besucher durcheinanderwuseln. Gegen das Kinépolis in Spaniens Hauptstadt Madrid sind jedoch unsere Kinos in Deutschland ein purer Klacks. Das Kinépolis ist mit 25 großen Sälen nämlich das größte Kino weltweit. Wenn alle Plätze dort besetzt wären, würden 9.200 Menschen an einem Abend gleichzeitig einen Film schauen! Allein im größten Saal, der Nummer 25, finden tausend Leute

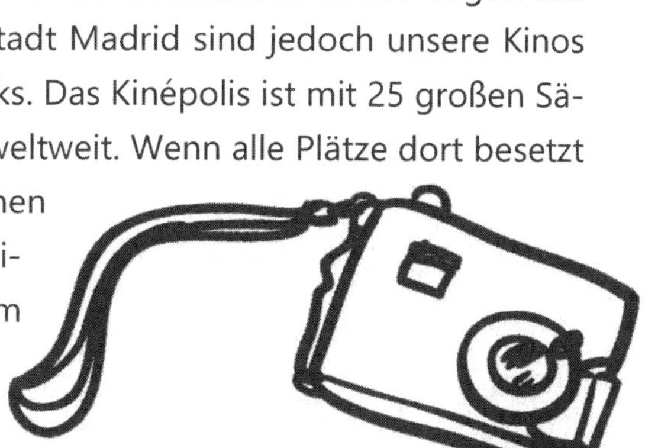

Platz. Oje, bis da jeder auf der Toilette war und eine Tüte Chips gekauft hat...

123. Verdrehte Sprachwelt

Lernst du in der Schule bereits Englisch? Prima so. Damit man sich auf einer Fremdsprache wirklich unterhalten kann, ist Übung das Wichtigste. Das geht natürlich am allerbesten mit Leuten, die selbst gut Englisch sprechen. Wo lassen sich wohl besonders viele solcher Leute finden? In Großbritannien, oder? Ja, auf jeden Fall. Aber im Vergleich zu anderen ist das Land doch recht klein. Stimmt, mehr Menschen leben eindeutig in den USA. Man kann ja schon auf der Weltkarte erkennen, wie groß diese Fläche ist. Aber tatsächlich finden sich in China noch mehr Menschen, die Englisch sprechen, als in den gesamten USA! Das liegt an der gewaltigen Bevölkerungszahl in China und daran, dass dort inzwischen vor allem viele junge Leute die Fremdsprache beherrschen. In den USA selbst sprechen außerdem längst nicht alle der 330 Millionen Einwohner die Landessprache. Viele Migranten aus Mittel- und Südamerika reden beispielsweise weiterhin Spanisch. Wenn du deine Fremdsprachenkenntnisse testen willst, kannst du aber ebenfalls nach Kanada, Neuseeland, Australien, Irland oder Südafrika reisen. Auch dort wird überall Englisch gesprochen.

124. Kleinvieh macht auch Mist

Ein paar Cent mehr oder weniger in deinem Geldbeutel machen nicht den großen Unterschied, stimmt´s? So denken die meisten Menschen, und an sich ist das auch richtig. Doch wenn jeder die paar kleinen, fast wertlos erscheinenden Münzen abgibt, kommt in vielen kleinen Schritten eben doch am Ende eine wahnsinnige Summe zusammen. Das kann man wunderbar am bekannten Trevi-Brunnen im Herzen von Rom sehen. Denn hier werfen Touristen täglich Münzen hinein, weil es so Brauch ist. Die Münze wird dabei aus Tradition rückwärts über die rechte Schulter geworfen und soll dafür sorgen, dass man einmal wieder nach Rom zurückkehrt. Wer noch eine zweite Münze hinterwirft, wird sich der Sage nach in eine Italienerin oder einen Italiener verlieben und diese Person – dank einer dritten geworfenen Münze – später sogar heiraten. Es ist dabei streng verboten, den Brunnen zu betreten oder daraus Wasser zu schöpfen. Wahrscheinlich hat man Sorge, dass die Leute das Geld wieder herausfischen würden. Denn das lohnt sich gewaltig, schließlich landen dort pro Tag ungefähr 3.000 Euro. In einem Jahr macht das über eine Million Euro, die von der Stadtverwaltung entnommen und für soziale Zwecke verwendet wird.

Unglaubliche Ereignisse

125. Wenn Betrug nach hinten losgeht

Vor langer Zeit wurde in Texas in den USA ein Mann angeklagt, einen Raub begangen zu haben. Alle Anzeichen sprachen eindeutig gegen ihn, er wurde somit schließlich als schuldig befunden und zu einer Freiheitsstrafe von zwei Jahren verurteilt. Um dem Gefängnis aber zu entgehen, konnte er letztlich aushandeln, eine Summe von umgerechnet 9.600 Euro als Ausgleich zu zahlen. Damit wäre er eigentlich sehr glimpflich davongekommen. Zu dumm nur, dass erneut seine kriminelle Seite durchkam. Denn er bezahlte den Betrag mit einem Scheck, der sich schon kurz darauf als gefälscht herausstellte. Natürlich flog der Betrug sofort auf und machte alles nur noch schlimmer. Denn die Gefängnisstrafe wurde daraufhin auf stolze acht Jahre verlängert. Und vor diesen konnte er sich nicht mehr drücken. Das hätte sich der Täter mal früher überlegen müssen. Tja, ehrlich währt eben doch am längsten!

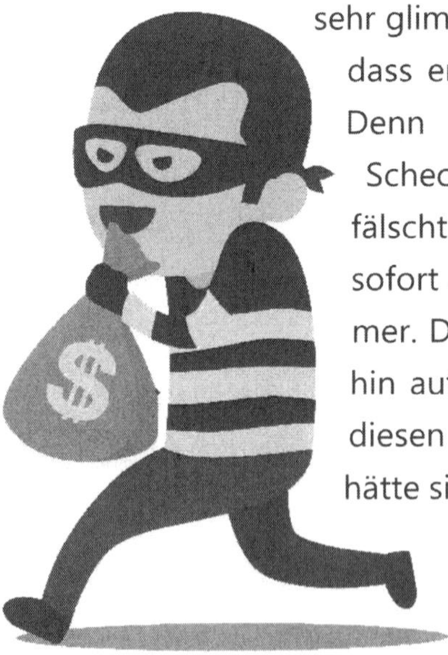

126. Heimliche Panzerfahrt

Ein britischer Soldat, der bei der Rheinarmee in Deutschland stationiert war, ging mit einer Spritztour der besonderen Art in die Geschichte ein. Der 18-Jährige kam im Morgengrauen sturzbetrunken aus der Kneipe zurück in seine Kaserne in Bergen zwischen Hannover und Bremen. Doch anstatt direkt ins Bett zu fallen, kam ihm im Rausch die Idee, einen kleinen Ausflug mit dem Panzer zu machen. Er schaffte es tatsächlich, damit vom Gelände zu fahren. Aufgrund seines Alkoholspiegels hielt er den Koloss jedoch nicht lange auf der Landstraße, sondern landete in der Böschung. Das störte ihn jedoch offensichtlich wenig. Er kletterte einfach heraus und marschierte zu Fuß zurück zum Truppenübungsplatz. Dort stieg er tatsächlich, ohne zu zögern, in den nächsten Panzer, um auch mit diesem heimlich durchzubrennen. Inzwischen war jedoch die Militärpolizei informiert worden, die den jungen Mann stellen konnte.

127. Diebisches Gemüse

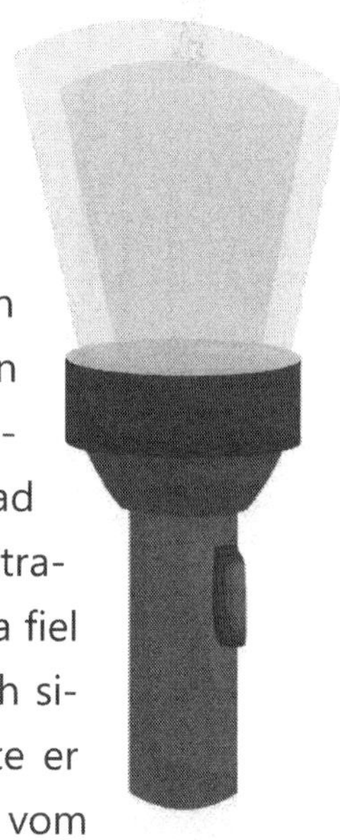

Wenn ein Gegenstand abhandenkommt, kann das viele Ursachen haben: entweder man hat ihn in Gedanken verlegt oder unbemerkt verloren. An einen Diebstahl wird so schnell nicht gedacht. Und wenn doch, wird der Räuber im Normalfall wohl keine Karotte gewesen sein! Bei einem älteren Mann aus Bad Münstereifel hat sich jedoch so etwas Ähnliches zugetragen. Er säte Gemüse auf seinem kleinen Acker aus. Da fiel ihm plötzlich auf, dass sein Ehering fehlte. Er war sich sicher, ihn nicht abgenommen zu haben. Schnell hatte er den Verdacht, dass der Ring beim Graben in der Erde vom

Finger gerutscht sein musste. Die ganze Familie wühlte die Erde um und suchte nach Leibeskräften danach, doch der Ring blieb verschwunden. Nach 50 Ehejahren verstarb seine Frau noch im selben Jahr, der Ring geriet daher in Vergessenheit. Als der Witwer im darauffolgenden Jahr sein Gemüse erntete, traute er jedoch seinen Augen nicht: An einer herausgezogenen Karotte steckte sein verschollener Ehering wie auf einem Finger. Das Gemüse war mitten hindurchgewachsen.

128. Alles nur Attrappe

Die Kunde von Kriminaltaten verbreitet sich besonders schnell, wenn dabei außergewöhnlich grausam vorgegangen wurde oder wenn sich die Täter bis auf die Knochen blamiert haben. In diesem Fall ist Zweiteres passiert. Zwei Männer wollten sich mit einem Einbruch in ein Restaurant bereichern. „Sicher kein großartiger Gewinn, dafür aber ganz einfach zu machen", dürften sie sich wohl gedacht haben. Denn das dafür ausgesuchte Objekt war eine Pizzeria, die in einer sehr einsamen Ecke von Frankfurt am Main lag. Daneben befanden sich lediglich ein paar Abstellgleise für ungenutzte Straßenbahnwaggons. Es war also nicht damit zu rechnen, dass irgendwer sie beim Einsteigen sehen oder hören könnte. So machten sie sich des Nachts mit einem Stemmeisen an der Eingangstür zu schaffen und bekamen diese auch problemlos auf. Doch sie guckten dumm aus der Wäsche, als diese weder in den Gastraum noch zu einer gut gefüllten Kasse führte. Die Pizzeria war nur eine Filmkulisse und hinter der Tür traten die Männer erneut ins Freie!

129. Zurückerobertes Körperteil

Im Jahr 2001 ging ein unfassbarer Vorfall durch alle Medien. Vor der Küste Floridas in den USA war der achtjährige Jessie Arbogast beim Schwimmen von einem Bullenhai angegriffen worden. Das zwei Meter lange Tier biss dem Jungen dabei den rechten Arm ab. Todesmutig sprang Jessies Onkel ins Wasser, um seinen Neffen herauszuholen. Doch er legte sich außerdem mit dem Raubtier an und schaffte es, dieses an den Strand zu schleppen, wo der Bullenhai getötet wurde. Es gelang tatsächlich, den Arm aus der Speiseröhre des Tiers zu ziehen und ihn dem Jungen in einer elfstündigen Operation wieder anzunähen. Traurigerweise hat Jessie durch den starken Blutverlust Schädigungen am Gehirn davongetragen. Auch an anderen Stellen sind schwere Verletzungen durch den Angriff zurückgeblieben, aber dennoch konnte sein Leben gerettet werden.

130. Musikalische Verwirrung

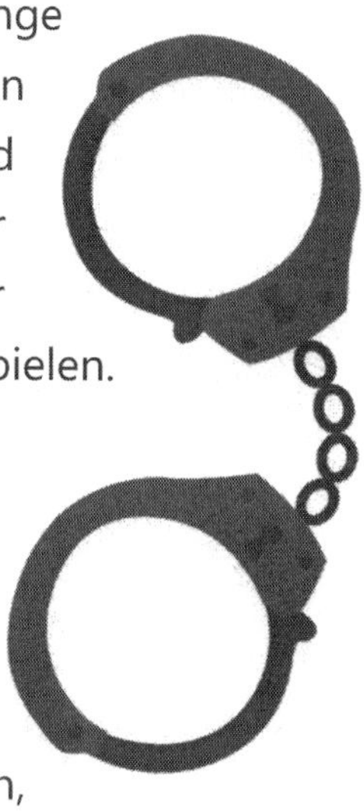

Diese peinliche Szene dürfte den Beteiligten noch lange im Gedächtnis geblieben sein: Im Fußballstadion von Athen traten einst die Mannschaften von China und Griechenland in einem Länderspiel gegeneinander an. Bei einer solchen Begegnung ist es üblich, vor dem Anpfiff die Nationalhymnen beider Teams zu spielen. Also rechneten alle Anwesenden selbstverständlich auch an diesem Tag damit.
Als alle Spieler bereits auf dem Rasen versammelt waren, ertönte wie erwartet Musik aus den Lautsprechern. Also standen die griechischen Zuschauer aus Höflichkeit auf. Sie nahmen natürlich an,

dass es sich dabei um die Hymne der Gastmannschaft aus China handeln musste. Auch die griechischen Fußballspieler standen ehrfürchtig still. Die Chinesen wiederum taten es ihnen gleich. Die Melodie war ihnen jedoch ebenfalls völlig fremd. Also gingen sie davon aus, dass offensichtlich gerade die griechische Nationalhymne lief. Doch nichts davon war der Fall. Stattdessen wurde die Dudelei bald von einer Stimme unterbrochen – es handelte sich dabei nämlich um einen Werbespot für Zahnpasta!

131. Immer schön nach vorne schauen

Im US-amerikanischen Bundesstaat Philadelphia kam es zu einer Szene wie aus einem schlechten Film. Ein 39-jähriger Mann namens Edney Raphael zettelte eine Messerstecherei auf offener Straße an und verletzte dabei andere Beteiligte schwer. Als die Polizei aufkreuzte, wollte er sich schleunigst aus dem Staub machen. Anstatt lange zu überlegen, rannte er noch mit der Tatwaffe in der Hand einfach los. Ein Streifenwagen nahm die Verfolgung auf. Eigentlich hatte sich der Täter bereits einen guten Vorsprung erarbeitet und es wäre ihm bestimmt gelungen, geschickt in einer Seitengasse unterzutauchen. Doch so weit kam es nicht, denn dummerweise blickte er im falschen Moment zurück, um zu sehen, wie nahe ihm die Verfolger schon auf den Fersen waren. Genau in diesem Moment knallte er voller Wucht gegen einen Pfeiler. Anschließend war es für die Polizei ein Leichtes, ihn festzunehmen.

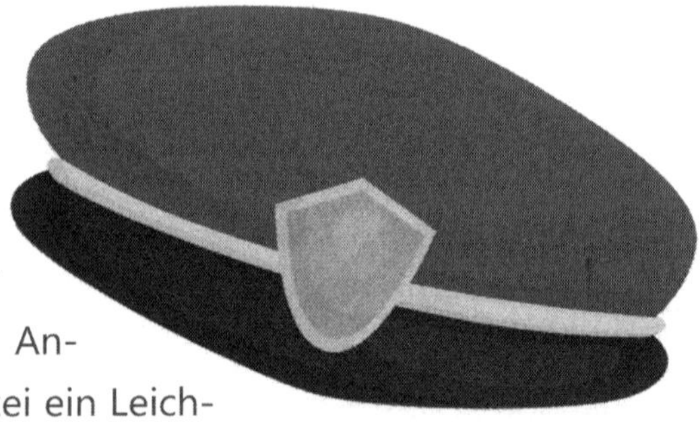

Essen und Trinken

132. Welche Farbe hat Milch?

Na, im Normalfall logischerweise weiß. Es sei denn, es handelt sich um Schokoladen- oder Erdbeermilch. Klar, zumindest kommt uns das so vor. Denn unser menschliches Auge nimmt Farben durch den Einfall von Licht in besonderer Weise wahr. Eigentlich besteht Milch fast ausschließlich aus Wasser, das an sich durchsichtig ist. Darin gelöst sind allerdings minimal kleine Fetttröpfchen. Und die sorgen dafür, dass das Licht wie durch unzählige Spiegel reflektiert und gleichzeitig in alle Richtungen gestreut wird. Das Ergebnis ist, dass die Milch nicht nur weiß erscheint, sondern auch trüb wirkt. Du kannst also nicht durch ein Glas Milch hindurchschauen wie durch ein Glas Limonade. Im Dunkeln ist Milch dagegen komplett farblos und transparent. Nur kannst du das leider nicht überprüfen, weil du ja nun einmal Licht zum Sehen brauchst. Sobald die Lampe im Kühlschrank angeht, ist es mit der durchsichtigen Milch wieder vorbei.

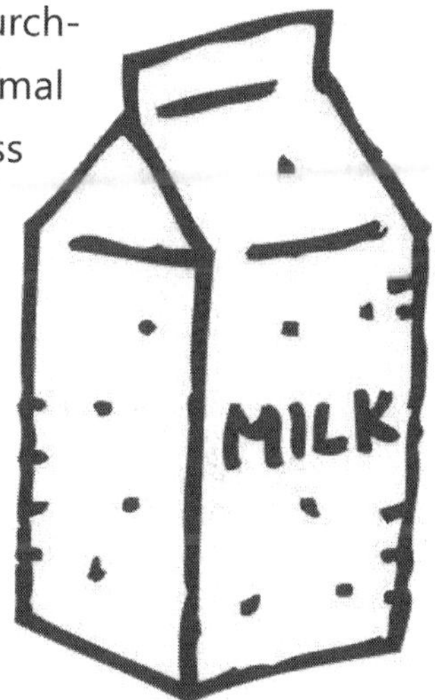

133. Delikatesse zum Davonlaufen

Wie heißt es so schön? „Über Geschmack lässt sich nicht streiten" – jeder hat eine eigene Auffassung davon, was lecker und genießbar ist. Zwischen unterschiedlichen Kontinenten und Kulturen tun sich da teilweise gravierende Unterschiede auf. Was wir in Deutschland mit Hingabe verputzen, kann für andere äußerst abschreckend erscheinen. Und umgekehrt genauso. Vor allem die auf den Philippinen und in Vietnam bekannte Spezialität „Balut" würde uns wahrscheinlich anwidern. Dahinter verbergen sich halb ausgebrütete Vogeleier, die erst nach zwei Wochen aus dem Nest genommen werden. Im Inneren der Eischale befindet sich also bereits ein halbwegs fertig ausgereifter Vogelembryo. Igitt! Doch Affenhirn wollen wir genauso wenig auf unserem Teller vorfinden. Dabei gilt auch das in Asien als Gaumenschmaus. Wenn es gegart wird, bekommt es einen Geschmack, der an Leber erinnert. Das glibberige Fleisch wird allerdings ebenfalls roh verspeist!

134. Eiweiß ohne Eiweiß?

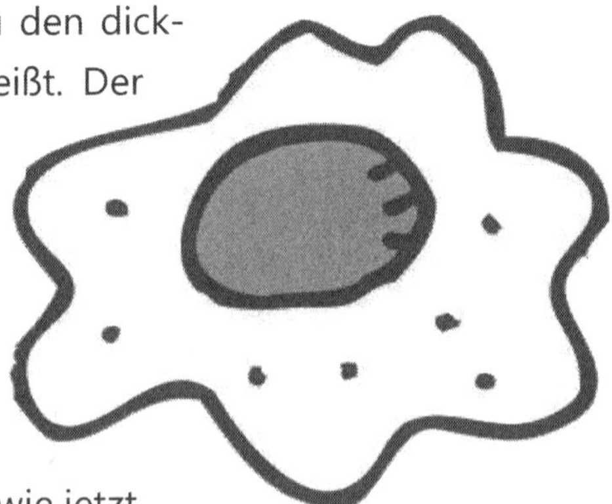

Im Inneren eines Eies findest du den dickflüssigen Dotter, der „Eigelb" heißt. Der flüssige durchsichtige Teil, der den Dotter umgibt, wird als „Eiklar" bezeichnet. Viele sagen zum Eiklar aber auch „Eiweiß". Verrückterweise ist in genau diesem Eiweiß aber weniger Eiweiß als im Eigelb. Moment mal, wie jetzt genau? Ja, das stimmt tatsächlich. Denn das Wort „Eiweiß" benutzt man noch in einem weiteren Zusammenhang, nämlich gleichbedeutend zu Proteinen. Proteine sind wie Kohlenhydrate, Fette und Mineralstoffe wichtige Bestandteile unserer Nahrung. Das hast du bestimmt schon mal gehört. All diese Stoffe erfüllen essenzielle

Funktionen in unserem Körper. Ohne Proteine zum Beispiel können unsere Muskeln nicht vernünftig arbeiten. Proteine helfen zudem dabei, uns vor Krankheitserregern zu schützen. Untersucht man nun die Bestandteile eines Eies, so sind im Eigelb mehr Proteine enthalten als im Eiklar. Die Begriffe bringen uns hier nur völlig durcheinander.

135. Heiliges Popcorn

Im Kinosaal frisch gepufftes Popcorn zu futtern, ist doch herrlich. Oder es sogar zu Hause im Topf einfach selbst zuzubereiten und zuzuhören, wie die Maiskörner nacheinander knallen und aufplatzen! Was für uns heute selbstverständlich ist, wäre für die Urvölker Mexikos undenkbar gewesen. Denn Mais war für sie kein leckerer Snack für zwischendurch, sondern eine heilige Pflanze, die sehr respektvoll behandelt wurde. Mais wurde den Göttern geopfert und für verschiedene Rituale gebraucht. Angebaut hat man ihn dort schon vor 7.000 Jahren, später wurde er in ganz Lateinamerika verbreitet. Christoph Kolumbus brachte die Pflanze schließlich nach Europa. Bis heute stellt die Maispflanze die Lebensgrundlage für viele Menschen dar. Die Körner werden zu Mehl zerrieben, aus dem man Fladen herstellt. Aber Kuchen, Nachtisch und sogar Getränke können ebenfalls aus Mais zubereitet werden. In Lateinamerika gibt es die Kolben übrigens nicht nur in Gelb, wie wir sie kennen. Sie können je nach Sorte rote, lilafarbene, weiße oder schwarze Körner haben.

136. Ein Traum für alle Schleckermäuler

Mit himmlischen Torten und Kuchen könnte man sich endlos den Bauch vollschlagen, oder? Zu viel süßes Backwerk gibt es fast nicht – das dachten sich wohl ebenso die Verantwortlichen dieser Rekorde: Die größte Kirschtorte wurde in der Schweiz gebacken und schaffte es mit vier Metern Durchmesser und einem Gewicht von 241 Kilogramm ins Guinnessbuch. Im größten je hergestellten Erdbeerkuchen landeten 600 Kilogramm frische Erdbeeren: Der in Algerien in sieben Stunden Arbeitszeit zubereitete Kuchen war knapp 48 Meter lang und drei Meter breit. Garniert wurde er mit insgesamt 260 Litern Schlagsahne. Davon konnte man auf jeden Fall jede Menge Leute satt bekommen. Die Höchstleistung in Sachen Käsekuchen wurde währenddessen in Mexiko im Jahr 2009 vollbracht: An dem 2.000 Kilogramm schweren Ergebnis waren 56 Bäcker gleichzeitig beteiligt. Auf der Einkaufsliste standen neben 150 Kilo Butter und 250 Kilogramm Zucker eine Tonne Joghurt und eine weitere Tonne Frischkäse. Anschließend wurden die 20.000 Kuchenstücke an die Anwohner von Mexico City verteilt.

137. Streng vertrauliches Rezept

Coca-Cola verkauft sich auf der ganzen Welt unvergleichlich gut und beschert der Firma einen immensen Reichtum. Deswegen hält diese das Originalrezept für die berühmte Limonade schon immer unter Verschluss. Es liegt, vor neugierigen Augen sicher, in einem Banksafe in Atlanta. Nur zwei Personen können überhaupt auf diesen Safe zugreifen. Trotzdem muss auf der Flasche angegeben sein, was denn so in etwa drinsteckt. Wasser natürlich. Und Kohlensäure, die für die Blubberblasen verantwortlich ist. Dazu dann noch Farbstoffe sowie ganz viele Aromen – Orange, Zitrone, etwas Zimt und Vanille zum Beispiel. Die Phosphorsäure erzeugt einen leicht sauren Geschmack und das Koffein sorgt dafür, dass du von zu viel Coca-Cola richtig aufgekratzt wirst und nicht einschlafen kannst. Vor allem aber steckt in dem beliebten Getränk eines: endlos viel Zucker. In einer Literflasche befinden sich 36 Stück Würfelzucker! Alles andere jedoch wird auch in Zukunft ein Rätsel für uns bleiben.

138. Döner macht schöner

Ob das so stimmt, ist wahrscheinlich Ansichtssache... Aber zumindest eines steht fest: Döner hat weniger Kalorien als die gleiche Menge Pizza oder Pommes. Das dürfte allerdings wohl kaum der Grund sein, warum die Deutschen Döner so lieben. Denn schlank wird man davon nicht. Er ist einfach sehr praktisch zu essen, relativ günstig und vor allem an fast jeder Straßenecke zu bekommen. In Deutschland gibt es ungefähr zwölf Mal so viele Dönerbuden wie McDonald´s-Filialen. Jeden Tag werden hierzulande mehr als drei Millionen Döner verkauft. Die dafür benötigte Fleischmenge liegt bei ungefähr 300 Tonnen im Jahr. Der Döner Kebab hat seinen Namen von den türkischen Ausdrücken „kebab" (= geröstetes Fleisch) und „döndürmek" (= sich drehen). Das macht Sinn! Eingeführt wurde das praktische

Essen auf die Hand 1972 in Berlin. Wie viele Döner ihr bereits verstorbener Erfinder Kadir Nurman wohl im Laufe seines Lebens verputzt hat?

139. Vegetarisch oder nicht?

Eigentlich braucht man diese Frage beim Kauf eines Stücks Käse nun wirklich nicht zu stellen. Er wird schließlich aus Milch gemacht, da steckt doch weit und breit kein Fleisch drin. Manchmal eben doch, nämlich beim sardinischen Casu Marzu. Dieser wird aus Schafsmilch hergestellt. Während der Reifung lassen sich kleine Käsefliegen auf dem rohen Käse nieder und legen ihre Eier darin ab. Daraus schlüpfen dann Maden, die sich durch den Käse fressen, ihn verdauen und wieder ausscheiden. Na lecker, also befinden sich sowohl Maden als auch Madenkacke in dieser Spezialität? Ja, kann man so sagen, und das ist natürlich nicht jedermanns Sache. Der Verkauf wurde inzwischen in der Europäischen Union aber sowieso verboten – allerdings nicht aus hygienischen Gründen, sondern wegen der gesundheitlichen Risiken. Werden Maden beim Essen nämlich lebend verschluckt, können sie kleine Löcher in unsere Darm- und Magenwand fressen.

140. Obst oder Eiscreme?

Findest du, dass die Nachspeise der beste Gang beim Essen ist? Ein süßer Abschluss, nach dem man sich so richtig schön satt und zufrieden fühlt. Leckeres frisches Obst zum Beispiel oder eine erfrischende Eiscreme. Wenn du dich zwischen diesen beiden Möglichkeiten nicht entscheiden kannst, gibt es die perfekte Lösung: die Banane „Blue

Java". Wie der Name schon verrät, ist sie eine echte Banane und sieht der Form nach auch so aus. Ihre Schale ist allerdings nicht gelb, sondern himmelblau. Die Früchte sind außerdem etwas kleiner als die Bananen, die bei uns normalerweise verkauft werden. Das Fruchtfleisch im Inneren hat eine beige-weiße Farbe, aber dennoch die typische Bananenkonsistenz. Jetzt kommt aber der Knaller: Die Blue Java schmeckt nach Vanilleeis! Und ist dabei noch voller Mineralstoffe wie Kalium und Magnesium. Ein gesundes Eisvergnügen also. Bloß schade, dass die Früchte schwer zu bekommen sind. Sie wachsen vor allem in tropischen Gegenden wie in Mittelamerika, auf Hawaii, den Philippinen und den Fidschi-Inseln.

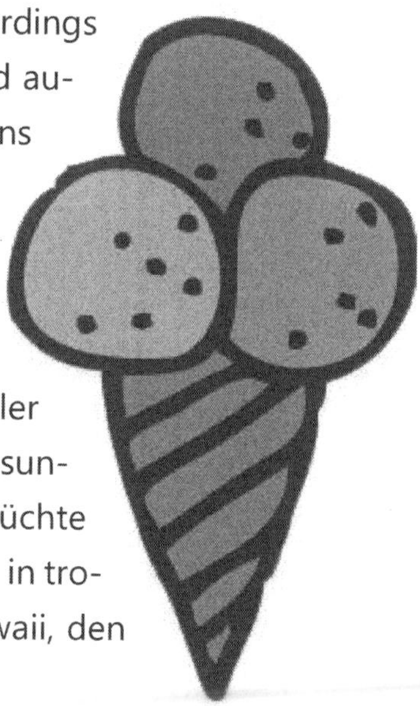

141. Doppelte Ernte

Wenn du Gemüsebauer wärst, aber nur noch ein kleines Beet übrig hättest, was würdest du darauf anbauen? Besser Kartoffeln oder Tomaten? Hm, gar nicht so einfach. Kartoffeln machen schön satt und man kann schmackhaftes Kartoffelpüree aus ihnen machen. Tomaten braucht man aber für Salate oder Spaghettisoße. Dann pflanz doch einfach Tomoffel! Denn damit kannst du beides auf einen Schlag ernten. Das klingt wie im Märchen, aber diese Kombination gibt es wirklich. Doch keine Sorge, du bekommst kein seltsames Gemüse, das wie eine Kartoffel aussieht und nach Tomate schmeckt oder umgekehrt. Stattdessen lässt das Gewächs an den Zweigen kleine runde Cherry-Tomaten heranreifen und trägt unter der Erde gleichzeitig Kartoffeln. Es wird deswegen auch manchmal „Tomtato" oder „Kartoffeltomate" genannt. Das Ganze klappt ganz ohne

Gentechnik und ohne Züchtungen im Labor. Stattdessen muss man von Hand dafür sorgen, dass ein frischer Kartoffeltrieb mit einer jungen Tomatenpflanze verwächst. Man nennt das „pfropfen". Diese Technik wird ebenfalls für Obstbäume verwendet, die dadurch Äpfel und Birnen gleichzeitig tragen können.

142. Ist das noch gut?

Wenn du das erste Mal an einem Obststand in Indonesien, Malaysia oder Laos vorbeikommst, wirst du dich schon von weitem über den scheußlichen Gestank wundern. Exotische Früchte verbinden wir doch eher mit dem Duft von frisch geschnittenen Mangos. Kann es tatsächlich sein, dass jemand seine Verkaufsbude direkt neben einer Müllhalde aufgebaut hat? Nein, natürlich nicht, selbst wenn es ziemlich stark danach riecht. In Wahrheit wird neben Papayas, Sternfrüchten und Litschis dort auch Durian angeboten, die aus gutem Grund ebenfalls den Namen „Käsefrucht" oder „Stinkfrucht" trägt. Der Geruch der stacheligen Frucht wird von jedem etwas anders wahrgenommen. Manche erinnert er an faule Eier, andere sogar an Erbrochenes. So oder so alles andere als einladend. Deswegen dürfen Durians nicht in öffentlichen Verkehrsmitteln transportiert werden. Die Beschaffenheit des Fruchtfleisches ist ebenfalls gewöhnungsbedürftig, nämlich in etwa so weich wie Wackelpudding. Wer es dennoch schafft hineinzubeißen, schmeckt eine Mischung aus Zwiebeln, Walnuss und Vanille.

143. Süße Hauptspeise

Wenn du Lust auf etwas Süßes hast, wirst du im Schrank vermutlich nach Keksen, Gummibärchen oder Schokolade suchen. Wie wäre es aber, wenn du stattdessen einfach eine Scheibe Brot isst? Das klingt wohl sehr nach einem Vorschlag deiner Eltern. Sie wollen verhindern, dass du dich ungesund ernährst und Löcher in den Zähnen bekommst. Aber eigentlich haben sie mehr als recht mit dieser Idee, obgleich Brot auf den ersten Blick nicht gerade eine Zuckerbombe zu sein scheint. Es gibt allerdings einen sehr simplen Trick: Du musst das Brot einfach nur sehr lange kauen, ohne es hinunterzuschlucken. Dann schmeckt es tatsächlich irgendwann süß! In deinem Speichel gibt es einen Stoff, der dafür verantwortlich ist. Es ist ein Enzym und kaum auszusprechen, denn es heißt „Ptyalin". Dieses wandelt die Stärke aus dem Brot in Zuckermoleküle um. Und diese können dann von deinen Geschmacksnerven wirklich als süß wahrgenommen werden.

144. Unbezahlbarer Honig

Bienen sind extrem fleißige Tiere. Die Arbeiterinnen im Bienenstock schwirren fast pausenlos umher, um Honig herzustellen, der ihnen selbst als Futtervorrat dient. Ohne es zu wissen, haben sie wirklich einen Knochenjob. Denn jede Biene kann immer nur maximal 0,02 Gramm Blütennektar mit ihrem Rüssel aufnehmen und anschließend transportieren. Also müssen die Insekten unzählige Male hin und her fliegen, bis eine gute Menge zusammenkommt. Damit ist es aber noch nicht getan. Im Bienenstock geben sie den Nektar von Rüssel zu Rüssel weiter, damit er mit weiteren Stoffen angereichert wird. Und die Waben stellen sie ebenfalls selbst her, indem sie Wachs in ihren Drüsen produzieren. Was für eine Arbeit! Für ein einziges Glas Honig braucht es 22.700 Bienen, die knapp 3 Wochen am Stück ackern. Hätten Bienen die gleichen Rechte auf einen Mindestlohn pro geleistete Arbeitsstunde wie wir, könnte sich niemand den süßen Genuss leisten. Die Herstellung von einem Glas Honig würde dann nämlich umgerechnet 240.000 Euro kosten. Und die schmiert man sich eben nicht einfach mal so aufs Frühstücksbrötchen.

145. Krabbelige Medizin

Die Natur schenkt uns viele natürliche Heilmittel, mit denen sich Krankheiten lindern lassen. Aus so mancherlei Heilpflanze kann man Tee oder Tinkturen herstellen und durch eine bestimmte Diät gegen Beschwerden vorgehen. Die Menschen im Kongo setzen ebenfalls auf natürliche Medizin, allerdings in Form von roten Ameisen. Sie tun das einerseits, weil ihnen das Geld für den Gang zur Apotheke fehlt. Andererseits glauben sie fest daran, dass die kleinen Tierchen das Immunsystem stärken und man mit ihrer Hilfe ein gesundes langes Leben erlangen kann. Also versuchen sie, möglichst viele von den Krabbeltierchen zu verspeisen. Die Ameisen werden in der Pfanne über dem Feuer angeröstet und mit Gemüse vermengt gegessen. Um sich die Ameisenjagd so leicht wie möglich zu machen, wenden die Kongolesen einen schlauen Trick an: Sie platzieren einen süßlich duftenden Korb direkt neben dem Ameisenhaufen. Dieser lockt die Insekten aus ihrem Bau und geradewegs in den Korb hinein. Gleichzeitig wird aber noch ein kleiner Haufen Kräuter abgebrannt.

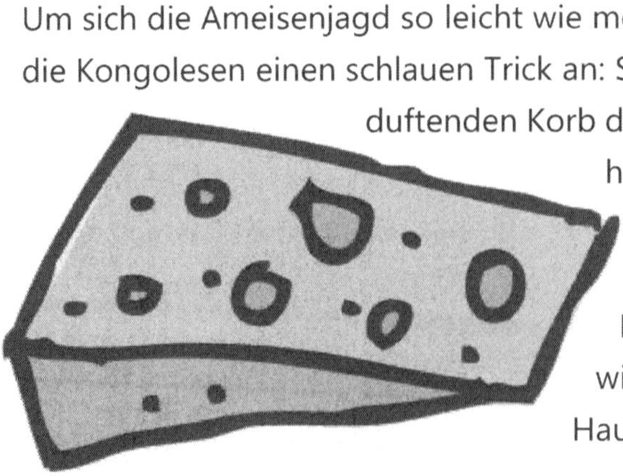

Der entstehende Qualm benebelt die Ameisen so sehr, dass sie im Korb angekommen einfach einschlummern.

146. Mit Nutella eingecremt

Wenn es in der heißen Jahreszeit hinaus an die frische Luft geht, schmierst du dich hoffentlich gut mit Sonnencreme ein. Denn die gefährliche UV-Strahlung kann deine Haut dann weniger schädigen. Außerdem bleibt dir ein schmerzhafter Sonnenbrand erspart. Am besten verwendest du dafür einen hohen Lichtschutzfaktor, also mindestens 30. Sonnenmilch für Kinder besitzt sogar meistens Faktor 50, was noch idealer ist. Falls du irgendwo liest, dass Nutella einen Sonnenschutzfaktor von 10 hat, solltest du dich damit aber um Himmels Willen nicht von Kopf bis Fuß eincremen! Das wäre eine fürchterliche Schweinerei und würde zudem auch überhaupt nichts bringen. Denn in diesem Fall ist gemeint, dass die Inhaltsstoffe von Nutella den natürlichen Sonnenschutz der Haut von innen heraus erhöhen. Genauer gesagt geht es dabei um zwei hilfreiche Inhaltsstoffe von Nutella: die in der Kakaobohne enthaltenen Flavonoide sowie das Vitamin E aus den Haselnüssen. Beide erhöhen die Schutzfunktion der Haut. Deswegen brauchst du nun aber ebenso wenig gläserweise Nutella verdrücken. Bleib einfach weiterhin bei der Sonnencreme!

147. Warum eigentlich „Toast Hawaii"?

Was haben ein Toast Hawaii und eine Pizza Hawaii gemeinsam? Genau, auf beiden liegt Ananas. Was es mit der Namensgebung auf sich hat, ist simpel: Hawaii ist bekannt für seine riesigen Plantagen, jede dritte Ananas der Welt wird auf Hawaii geerntet. Dabei kommt die Staude ursprünglich woanders her, nämlich aus den tropischen Gegenden Südamerikas, wo sie schon seit Jahrtausenden angebaut und gegessen wird. Von dort stammt ebenfalls ihr Name. Denn auf Guaraní, der dort noch immer gesprochenen Sprache, bedeutet „naná" so viel wie „köstliche Frucht". Die spanischen Eroberer dagegen nannten das Obst „piña", weil die Form sie an Pinienzapfen erinnerte. Anders als exotisches Obst wie Bananen oder Kokosnüsse wächst die Ananas am Boden. Jede Pflanze bringt nur eine einzige Frucht in ihrer Mitte hervor, die ein komplettes Jahr heranreifen muss, bis sie geerntet werden kann.

148. Belegte Geschmackszellen

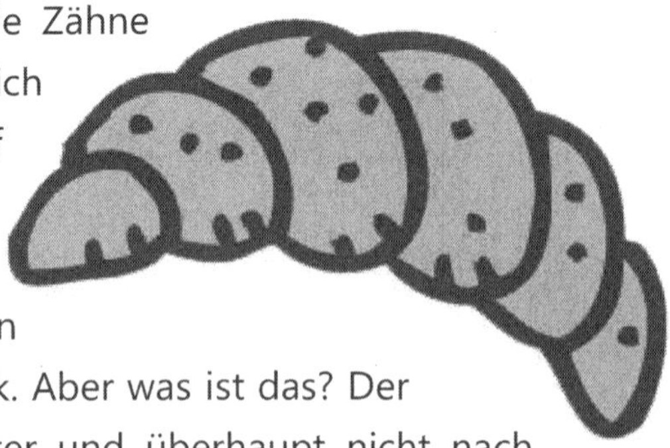

Du hast dir abends gerade die Zähne geputzt und bekommst plötzlich nochmals unheimlich Lust auf ein Glas Orangensaft. Hmmm, du kannst dir die süße Erfrischung schon richtig vorstellen und nimmst den ersten Schluck. Aber was ist das? Der Saft schmeckt stattdessen bitter und überhaupt nicht nach Orange! Ob er vielleicht schon abgelaufen war? Nein, mit deinem Orangensaft ist alles in Ordnung. Schuld an dieser Verwirrung sind die Geschmacksrezeptoren auf deiner Zunge. Diejenigen, die Süßes erschmecken können, sitzen vorne auf der Zunge, die Rezeptoren für bittere Speisen dagegen weiter hinten Richtung Rachen. In der Zahnpasta sind Inhaltsstoffe enthalten, welche die süßen Geschmackszellen belegen. Diese sind dadurch also noch eine Weile nach dem Zähneputzen sozusagen blockiert. Deswegen kannst du die Süße der Orangen nicht wahrnehmen, merkst aber sehr wohl den bitteren Anteil. Denn die Rezeptoren für Bitterstoffe funktionieren trotz Zahncreme weiterhin ganz normal.

149. Einheitsbrei

Kannst du mit geschlossenen Augen eine Zwiebel, einen Apfel und eine Kartoffel rein am Geschmack unterscheiden? Na logo! Schließlich ist der Apfel süßlich bis sauer und die Zwiebel leicht scharf. Die Kartoffel schmeckt mehlig und nach Kartoffel eben. Ist also ein Kinderspiel. Okay, dann halte dir jetzt noch die Nase zu und probiere es erneut. Klappt plötzlich gar nicht mehr so ohne Weiteres, oder? Das liegt daran, dass wir uns vor allem am Geruch orientieren. Zugegeben, die Beschaffenheit des Fruchtfleisches des Apfels, der viel weicheren Kartoffel und der in Schichten aufgebauten Zwiebel hilft uns natürlich zusätzlich dabei, das Lebensmittel richtig einzuordnen. Wenn du das Experiment also perfektionieren willst, musst du alle drei Nahrungsmittel einzeln im Mixer so lange zerkleinern, bis jeweils ein Brei entstanden ist. Jetzt sollte dir die Unterscheidung mit geschlossener Nase relativ unmöglich werden. Probiere es am besten an deinen Geschwistern oder Freunden aus.

150. Zauberei mit dem Ei

Wenn an Ostern bunt lackierte Eier auf dem Frühstückstisch liegen, sind diese natürlich vorher schon abgekocht worden. Es besteht kein Zweifel, dass man sie direkt schälen und essen kann. Aber bei einem weißen Ei im Kühlschrank? Wie kannst du da unterscheiden, ob es noch roh ist oder ebenfalls schon hart gekocht wurde? Mit einem simplen Trick lässt sich der Zustand problemlos überprüfen. Zum einen kannst du das Ei auf einer glatten harten Unterlage so anschubsen, dass es sich um die eigene Achse dreht. Ein rohes Ei wird vor sich hin schlingern. Das gekochte Ei dreht dagegen schöne gleichmäßige Kreise und bleibt zudem wesentlich länger in Bewegung, bevor es zum Stillstand kommt. Ist das Ei noch roh, aber vielleicht schon zu alt und ungenießbar? Das testest du mit einer Schüssel voll kaltem Wasser. Ein frisches Ei sinkt auf den Boden und bleibt auf der Seite liegen. Ist es aber schon ein paar Wochen alt, so steht es senkrecht oder schwimmt sogar im Wasser.

151. Gigantisches Gemüse

Über Blumenkohlköpfe, Tomaten oder Lauchstangen, die man auf unseren Märkten in Deutschland kaufen kann, würden sich Leute aus Alaska wahrscheinlich nur lustig machen. Wie gemein, warum das denn? Weil sie an das gigantische Gemüse gewöhnt sind, das in ihrer Heimat wächst, und ihnen deswegen hierzulande alles zwergenhaft vorkommen muss. Tatsächlich ist es keine Seltenheit, dass Zwiebeln in Alaska die Größe von Handbällen erreichen. Zucchini werden gerne mal so lang wie ein ganzer Arm und ein geernteter Kohl so schwer wie ein erwachsener Mensch. Das liegt daran, dass sich der US-amerikanische Bundesstaat so nah am nördlichen Polarkreis befindet. In den Sommermonaten geht dort die Sonne kaum unter. So bleibt es bis zu 19 Stunden am Tag hell. Praktischerweise ist das gleichzeitig die aktivste Jahreszeit für das Wachstum. Die Pflanzen können also fast pausenlos Sonnenlicht tanken und die daraus gewonnene Energie in ihre Früchte, Wurzeln und Samen stecken.

Aus der Geschichte

152. Wie YouTube begann

Hand aufs Herz: Wie viele YouTube-Videos hast du in deinem Leben schon angesehen? Vermutlich insgesamt eine ganze Reihe. Den meisten Kindern gefallen vor allem lustige Clips. Viele sehen sich aber auch Videos an, in denen man neue Dinge lernt oder erklärt bekommt, wie man zum Beispiel etwas selbst zu Hause nachbauen kann. Unter den zahllosen Beiträgen auf YouTube ist jedoch ein Video besonders berühmt und hat es schon auf über 200 Millionen Klicks gebracht. Was es darauf Spektakuläres zu sehen gibt? Du wirst lachen: einen jungen Mann namens Jawed Karim vor dem Elefantengehege im Zoo von San Diego. Der Clip ist dazu noch schlecht gefilmt und geht nur 18 Sekunden lang. Jawed kommentiert darin, wie cool es ist, dass Elefanten lange Rüssel haben. Hmmm, wie witzlos und langweilig. Warum schauen sich das nur so viele Menschen an? Weil es sich dabei um das allererste Video handelt, das jemals bei YouTube hochgeladen wurde. Der Titel lautet tatsächlich „Ich im Zoo", und damit startete die Plattform im Jahr 2005. Jawed selbst war einer der Gründer von YouTube und musste eben irgendwie testen, ob die erdachte Erfindung wirklich funktioniert.

153. Stehst du auf der Leitung?

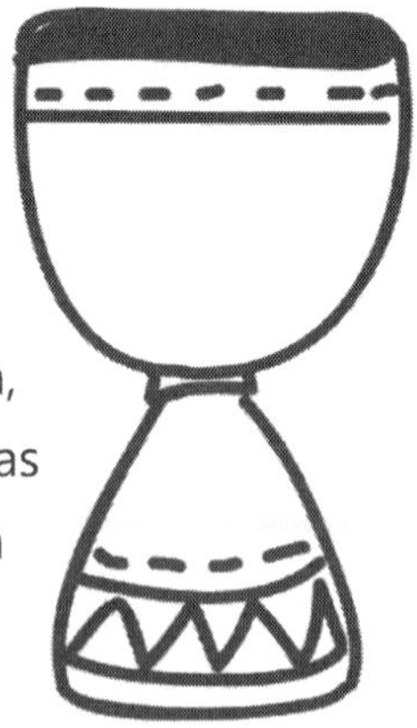

Das fragen dich deine Freunde eventuell, wenn du gerade nichts verstehst. Doch welche Leitung eigentlich? Ihr sprecht doch direkt miteinander und benutzt gar keine Telefonleitung. Und selbst wenn – auf eine Telefonleitung kann man sich schließlich nicht draufstellen! Schön, dass du das begriffen hast. Denn als um 1890 das Telefon eingeführt wurde, hatten die Menschen noch keine so genaue Vorstellung von der dahintersteckenden Technik. Sie wussten lediglich, dass für die Übertragung Telefonleitungen zwischen den Städten verlegt wurden und stellten sich eine solche Leitung wohl wie eine Art Gartenschlauch vor, durch welchen die gesprochenen Wörter hindurchflossen. Natürlich war die Qualität der Anrufe damals noch sehr schlecht. Ständig kam es zu Unterbrechungen, vor allem dann, wenn große Entfernungen zwischen dem Anrufer und dem Empfänger lagen. Das konnte für die Beteiligten also nur daran liegen, dass irgendwo unterwegs jemand auf dieser seltsamen Leitung stand und deswegen die Worte steckenblieben. Dadurch kam die Botschaft nicht an, der andere wurde nicht schlau aus dem Gesagten. Aus diesem Irrglauben ist unsere heutige Redensart entstanden.

154. Verfluchter Vorname

Der Name, den deine Eltern dir geben, sagt natürlich nichts darüber aus, wie dein Leben später einmal verlaufen wird. Genauso wenig kann man versuchen, ein Kind vor Unglück zu bewahren, indem man ihm den „richtigen" Namen gibt. Trotz allem scheint der weibliche

Vorname „Jane" für die Thronfolgerinnen im englischen Königshaus keine gute Wahl gewesen zu sein. Sieht man sich die Geschichtsbücher an, so gab es in den letzten Jahrhunderten jede Menge Königinnen mit diesem Namen. Tragisch ist allerdings, dass nicht eine einzige davon ein glückliches, sorgenfreies Leben führte oder erfolgreich war. Ganz im Gegenteil – alle ereilte ein trauriges Schicksal. Denn jede Königin namens Jane verlor entweder den Verstand oder den Anspruch auf den Thron oder aber starb jung – wenn sie nicht sogar ins Gefängnis geworfen oder umgebracht wurde. Jane Seymour beispielsweise, eine der sechs Ehefrauen von König Heinrich VIII, starb bei der Geburt ihres Kindes. Da ihr tyrannischer Gatte aber gleich zwei seiner weiteren Ehefrauen hinrichten ließ, standen ihre Chancen auf ein langes Leben sowieso denkbar schlecht. Und Lady Jane Grey wurde mit 16 Jahren zum Tode verurteilt, nachdem sie gerade einmal neun Tage auf dem Thron gesessen hatte. Dann doch lieber „Elisabeth" oder „Maria"...

155. Meine Schlappen, deine Schlappen

Heutzutage werden bei Hochzeiten im Laufe der Zeremonie normalerweise Ringe ausgetauscht. Aber natürlich gilt dieser Brauch nicht überall auf der Welt und vor Hunderten von Jahren herrschten zudem noch andere Regeln. Bei den Inkas beispielsweise galt das Paar erst nach einem Schuhtausch offiziell als vermählt. Sie zogen dazu die eigenen Sandalen aus und die des Partners an. Was die Ehe anging, waren die Inkas erstaunlicherweise schon hochmodern eingestellt. So konnte man sogar eine Probe-Ehe eingehen, um diese erst einmal im Alltag zu testen. Es wurde ein Zeitraum vereinbart, den das Ehepaar zusammenbleiben musste. Anschließend konnte die Frau entscheiden, doch lieber wieder zu ihren Eltern zurückzukehren. War der Mann hingegen unglücklich mit der Frau an seiner Seite, konnte er sie ebenfalls wegschicken. Entschieden sich beide, die Ehe weiterzuführen, galt sie fortan vor dem Gesetz. Selbst Scheidungen gab es damals schon. Diese waren allerdings nur möglich, wenn das Paar keine gemeinsamen Kinder bekommen hatte.

156. Auf den Zahn fühlen

Wenn wir jemandem sprichwörtlich auf den Zahn fühlen, so wollen wir von ihm wissen, was tatsächlich los ist. Zum Beispiel, wenn einer deiner Freunde nicht so recht mit der Wahrheit herausrücken will und stattdessen nur herumdruckst. Wie immer hat auch dieser Ausdruck eine lange Geschichte und einen sehr logischen Ursprung. Früher brauchten die Menschen Pferde für die Arbeiten auf ihren Höfen als Zugtiere und Transportmittel. Wer einen Gaul zu verkaufen hatte, wollte dafür natürlich möglichst viel Geld verlangen. Die Qualität von Pferden wurde abhängig von deren Gebiss bestimmt. Und so verfütterten die Verkäufer in den Wochen vor dem Pferdemarkt anständiges Futter an die Tiere, um diese möglichst gesund und kräftig wirken zu lassen. Ein schlauer Käufer ließ sich davon aber natürlich nicht täuschen, denn schließlich wollte er kein krankes Tier kaufen. Er tastete also erfahren die Zähne des Pferdes ab, um seinen wirklichen Zustand zu erfahren. Von dieser Sitte kommt übrigens noch eine zweite Redensart: „Einem geschenkten Gaul schaut man nicht ins Maul!" Wird nichts für das Pferd bezahlt, braucht man also

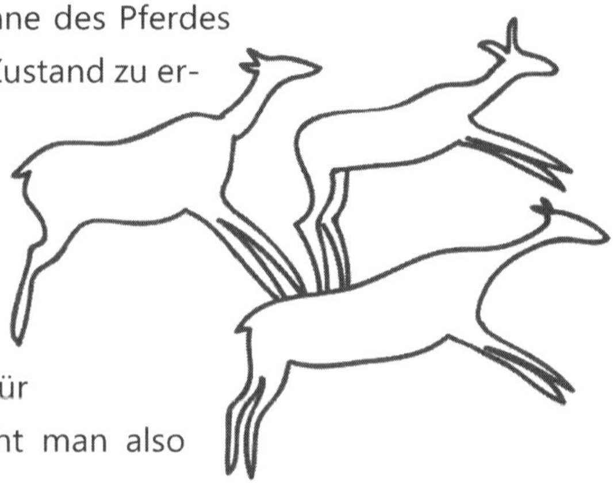

auch nicht die Zähne zu überprüfen, man nimmt es einfach dankend mit nach Hause.

157. Begehrter Fund

Edelsteine und Kristalle faszinieren die Menschheit schon seit der Antike. Sie wurden hohen Persönlichkeiten mit ins Grab gelegt, für religiöse Zeremonien genutzt oder bereits als kostbare Schmuckstücke getragen. Diamanten spielten dabei jedoch lange keine Rolle, sie wurden eher aufgrund des extrem harten Materials als Werkzeuge genutzt. Außerdem wusste man nicht, wo sich überall Diamanten im Gestein befinden. Unzählige Menschen haben bereits verzweifelt versucht, in Minen und Steinbrüchen den Fund ihres Lebens zu machen. Von einem Stück wie dem Cullinan-Diamanten träumten die meisten jedoch vergeblich. Dies ist der größte jemals gefundene Rohdiamant. Er wurde im Jahr 1905 in einer Mine in Südafrika neun Meter unter der Erdoberfläche entdeckt. Der milchig weißte Diamant füllte eine Hand aus und war 3.106 Karat schwer, das sind ungefähr 620 Gramm. Er wurde nicht am Stück verkauft, sondern in 105 Steine zerteilt, manche davon bekam das britische Königshaus. Der zweitgrößte Diamant der Geschichte kam aus Botswana, wog 1.109 Karat und erzielte einen Preis von 46 Millionen Euro.

158. Happige Hauptspeise

Hast du schon vom Bitcoin gehört? Das ist eine Währung, die es nur digital gibt. Es existieren also keine Scheine oder Münzen wie beim Euro. Vereinfacht gesagt gibt es stattdessen nur verschlüsselte Codes, die man im Internet kaufen und wieder verkaufen kann. So ähnlich wie beim Handel von Aktien ändert sich der Wert des Bitcoins ständig. Wenn viele Leute gleichzeitig diese Währung kaufen wollen, steigt ihr Preis. Und wenn es gerade wenig Interesse daran gibt, sinkt der Preis wieder. Neben dem Bitcoin gibt es noch viele weitere digitale Währungen, aber der Bitcoin ist am bekanntesten und am erfolgreichsten. Sein Wert hat sich nämlich in den letzten 20 Jahren immer weiter nach oben entwickelt. Man kann in manchen Geschäften oder in Online-Shops längst mit dem Bitcoin bezahlen. Um dieses System auszuprobieren, wurde im Jahr 2010 die erste Pizzalieferung auf diesem Weg abgewickelt. Der Besteller musste damals 10.000 Bitcoins für sein Essen bezahlen. Würde er das heute erneut machen, hätte die Pizza einen Wert von 3,6 Millionen Euro!

159. Drück auf die Tube!

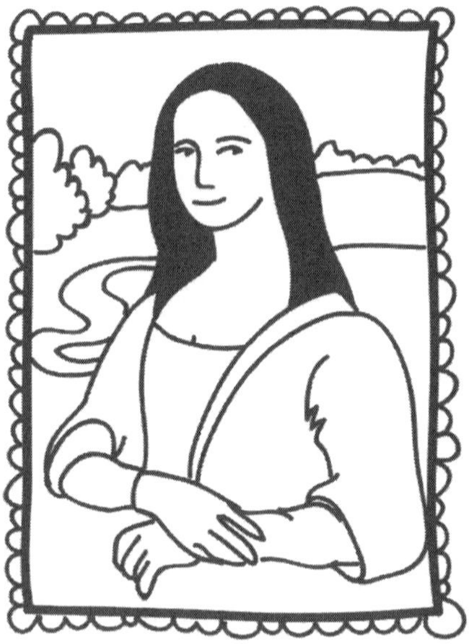

Natürlich verstehst du diese Aufforderung problemlos, wenn sie dir von jemandem zugerufen wird. Du sollst dich beeilen. Aber wenn man mal einen Moment darüber nachdenkt, ist der Spruch schon ziemlich komisch. Um welche Tube geht es eigentlich? Eine Tube Senf etwa? Und wieso soll man da draufdrücken, wenn man gerade überhaupt kein Würstchen essen will? Du wirst das Rätsel wohl nicht lösen, weil der Ausdruck in Wahrheit aus dem Englischen übernommen wurde. Es geht nämlich um einen Fahrzeugmotor, genauer gesagt um einen Teil des Vergasers, der beim Gasgeben zum Einsatz kommt. Und dieser heißt auf Englisch „tube". Somit bedeutet „auf die Tube drücken" nichts anderes, als die Geschwindigkeit zu erhöhen oder zu beschleunigen. Und genau das sollst du machen, wenn die anderen schon längst auf dich warten.

160. Natürliches Mundwasser

In der Fernsehwerbung wird gezeigt, wie wichtig das Benutzen von Mundwasser anscheinend ist. Wer nach dem Zähneputzen damit seinen Mund spült und gurgelt, tötet die übrigen Bakterien ab. Damit soll man Entzündungen vorbeugen und so langfristig etwas für seine Zahngesundheit tun. Hätte es Werbespots bereits im Jahr 70 n. Chr. gegeben, wäre die Empfehlung etwas anders ausgefallen. Von frischer Pfefferminze und Anis wollte man damals nichts wissen. Der römische Gelehrte Plinius der Ältere hatte seiner Meinung nach eine viel bessere Empfehlung für die Bürger. Sie sollten Frösche fangen und diese in Essig kochen. Die dabei entstehende Brühe galt als bestes Mittel für die optimale Zahnreinigung. Der Herr musste es wissen, er galt als kluger Kopf seiner Zeit. Ein ganzes Lehrbuch über Naturkunde wurde ebenfalls von ihm verfasst und von vielen Nachfolgern genauestens studiert.

161. Gleich geschoren

Du kennst das bestimmt: Nur ein Geschwisterkind hat etwas ausgefressen. Da die Eltern aber nicht wissen wer, werden einfach die Brüder und Schwestern in gleicher Weise mitbestraft. Man sagt auch, sie werden „alle über einen Kamm geschoren". Dabei klingt diese Redensart doch eigentlich mehr nach Schafen. Das ist richtig, doch im alten Germanien war es durchaus Sitte, auch die Köpfe von Menschen kahlzuscheren, und zwar dann, wenn diese ein Verbrechen begangen hatten, aber dennoch frei herumlaufen durften. Der Glatzkopf galt als Entehrung und machte die Kriminellen für jedermann erkennbar. Doch natürlich wuchs das Haar langsam wieder nach. So war es manchmal nicht leicht zu unterscheiden, ob jemand geschoren worden war oder die Haare absichtlich kurz trug. Sie hielten deswegen einfach alle von ihnen für Verbrecher und behandelten sie in gleicher Weise. Es zählte also nicht mehr, ob man ein ehrlicher Mensch war oder nicht – alle wurden „über einen Kamm geschoren".

162. Vom Schall zum Knall

Einmal die Schallmauer durchbrechen, das war für Forscher lange ein Traum – und für Piloten mit viel Angst und Schrecken verbunden. Denn sie stellten sich diese wohl wirklich wie eine Mauer in der Luft vor, durch die es hindurchzufliegen galt. Heute wissen wir natürlich deutlich mehr darüber. Die Schallgeschwindigkeit beträgt 1.235 km/h und ist damit zehn Mal so schnell wie ein Auto auf der Autobahn. Wird diese Geschwindigkeit überschritten, entsteht eine gewaltige Druckwelle, die „Schallmauer" heißt. Das Durchbrechen dieser Mauer löst einen lauten Überschallknall aus. Mit der Konstruktion eines Düsenjets wurde erreicht, mit Überschallgeschwindigkeit zu fliegen. Denn diese Kampfflugzeuge sind doppelt so schnell unterwegs wie der Schall. Tatsächlich war das Vorhaben aber eigentlich schon vor Tausenden von Jahren geglückt, nur hatte das niemand bemerkt. Denn eine Lederpeitsche

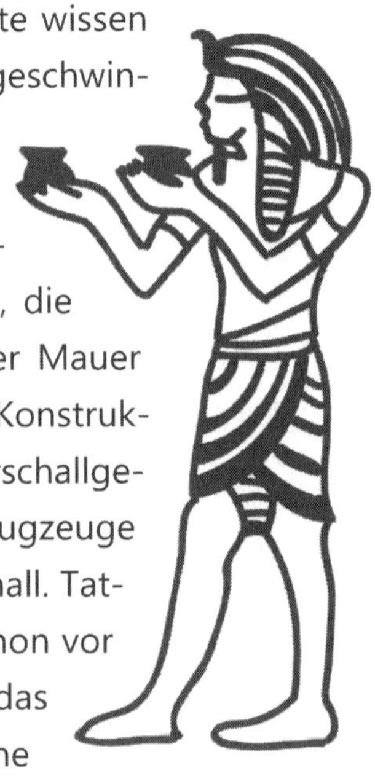

vollführt das gleiche Kunststück. Beim Peitschenhieb durchbricht die Gerte in der Luft ebenfalls die Schallmauer. Genau deswegen entsteht der typische Peitschenknall.

163. Kostbare Sammlerstücke

Briefmarken sind begehrte Sammlerobjekte und können ihren Eigentümern viel Geld einbringen. Wenn man sich überlegt, dass es sich dabei ja genau genommen nur um ein kleines Fitzelchen Papier handelt, das hübsch bedruckt wurde, ist das schon erstaunlich. Doch mehr als um das Motiv auf der Marke geht es um den Seltenheitswert. Denn manche Marken wurden in so kleiner Stückzahl herausgebracht, dass lediglich ein paar wenige Menschen weltweit bis heute einen solch besonderen Schatz besitzen. Und genau deswegen haben diese speziellen Briefmarken einen unsäglich hohen Wert. Die mit Abstand seltenste Briefmarke der Geschichte ist die 1-Cent-Magenta aus Britisch-Guayana. Sie stammt aus dem Jahr 1856. Da es diese wirklich nur ein einziges Mal gibt, bezahlte ein Sammler auf einer Auktion vor vielen Jahren umgerechnet 9,5 Millionen Euro dafür. Da der Mann per Telefon an der Versteigerung teilnahm, ist er bis heute anonym geblieben.

164. Aus dem Schneider sein

Manchmal kann man mit den Noten am Ende des Schuljahres ganz schön blöd auf der Kippe stehen. Wer es dann mit einer guten mündlichen Note oder einem Zusatzprojekt schafft, doch noch besser benotet zu werden, ist „aus dem Schneider". Das heißt, die brenzlige Situation ist überstanden und man kann wieder durchschnaufen.

Was das allerdings mit einem Schneider zu tun haben soll, bleibt vollkommen unklar. Der Ausspruch kommt nämlich eigentlich aus dem Kartenspiel, genauer gesagt aus dem Skat. In früheren Zeiten schaute man sehr abschätzig auf Leute herab, die als Schneider ihren Lebensunterhalt verdienten. Deswegen bezahlte man ihnen nur sehr geringe Löhne für deren mühevolle Arbeit. Dieser Zusammenhang wurde von der höheren Gesellschaftsschicht auf das beliebte Skatspiel übertragen. Konnte man nur die Hälfte der erforderlichen Punkte sammeln, so war man „im Scheider" und damit arm dran – das Spiel wurde verloren. Wer jedoch „aus dem Schneider" war, hatte bessere Karten und damit mehr Chancen auf einen Gewinn.

165. Rätselhafte Bauwerke

Die Pyramiden von Gizeh sind bis heute ein großes Wunder der Menschheit. Es ist absolut unvorstellbar, wie die Menschen zu dieser Zeit solche gewaltigen Bauten erschaffen konnten, ganz ohne Kran, Lastwagen und sonstige Maschinen. Doch richtig große Augen bekommt man vor allem bei diesen Zahlen: Die größte von allen, die Cheops-Pyramide, zählt insgesamt 2,3 Millionen Steinblöcke. Jeder davon wurde aus Granit oder Kalkstein zu einem rechteckigen Klotz behauen und wiegt einzeln 2,5 Tonnen. Das ist so viel wie ein VW-Bus. Wie um alles in der Welt konnte man dieses Gewicht nur mit einfachen Seilen, Holzrampen und purer Muskelkraft bis ganz nach oben bewegen? Übrigens gibt es in ganz Ägypten noch viele weitere Pyramiden, um die 80 Stück sind es insgesamt. Und auch andere Völker haben ähnliche

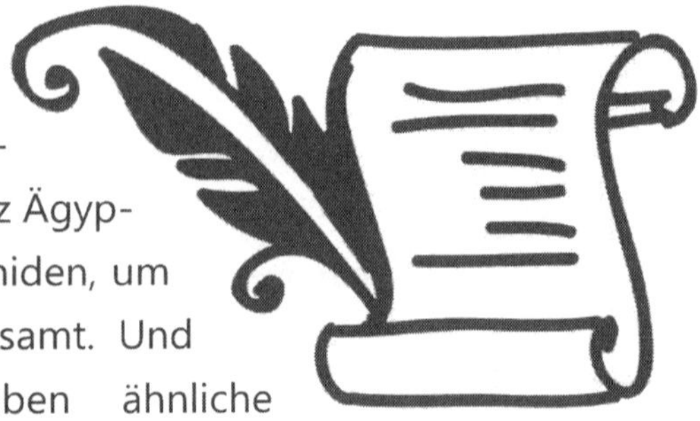

Bauwerke geschaffen. Im Sudan beispielsweise stehen über doppelt so viele Pyramiden, nur sind diese nicht so berühmt geworden.

166. Murphys Gesetz

Du gehst im Supermarkt Richtung Kasse und überlegst, wo du dich anstellen sollst. Alle drei Reihen an den Kassen scheinen gleich lang zu sein. Also entscheidest du dich für Kasse 1. Und prompt bewegen sich plötzlich die anderen beiden Reihen viel schneller vorwärts. Das willst du natürlich nutzen und wechselst an Kasse 2. Doch auf einmal tut sich dort gar nichts mehr, stattdessen läuft es aber plötzlich an Kasse 1. Verflixt nochmal, das kann doch nicht wahr sein! In einer solchen Situation sprechen wir davon, dass Murphys Gesetz zuschlägt. Oder anders gesagt: Was schiefgehen kann, geht auch schief. Und wo man Pech haben kann, schlägt das Pech zu. Die Theorie dahinter ist inzwischen schon über 70 Jahre alt. Sie stammt von Edward Murphy, der 1949 als Ingenieur bei der US-amerikanischen Luftwaffe arbeitete. Er hatte bei einem Messversuch zwei Möglichkeiten, wie er die Sensoren anbringen konnte – und wählte prompt die falsche, das Experiment misslang. Und das, obwohl seine Chancen bereits 50:50 gestanden hatten.

167. Auf der Mauer, auf der Lauer

Du hast bestimmt schon mal eine alte Ritterburg gesehen, die von einer Befestigungsmauer umgeben ist. Darauf konnten die Wachen platziert werden, um das Anwesen vor Feinden zu schützen. Sehr ähnlich hat man das in der Vergangenheit ebenso mit großen Ländereien gemacht, und im heutigen Asien sogar mit verdammt großen Gebieten, nämlich mit dem kompletten Reich der Ming-Dynastie. Um dieses klar abzugrenzen, wurde ab dem 14. Jahrhundert die berühmte Chinesische Mauer errichtet, ein gewaltiger Grenzwall aus Steinen, der sich über Berge und Täler zieht und auf dem man komplett entlanggehen konnte. 21.196 Kilometer lang ist das faszinierende Bauwerk, das sich sogar aus dem All erkennen lässt. Wenn du Tag und Nacht durchmarschieren würdest, wärst du von einem Ende zum anderen darauf knapp sechs Monate am Stück unterwegs.

168. Kein grüner Zweig in Sicht

Wenn jemand sagt, dass er trotz aller Mühe auf keinen grünen Zweig kommt, ist das Glück einfach nicht auf seiner Seite. Es kann also sein, dass er trotz vieler Bewerbungen nicht den gewünschten Job findet oder bei der Partnersuche erfolglos bleibt. Die meisten verstehen diese Redewendung zwar, haben aber nicht die geringste Ahnung, woher sie eigentlich kommt. Kein Wunder, denn ihr Ursprung geht bis ins 17. Jahrhundert zurück. Kaufte jemand zu dieser Zeit ein Stück Land, so wurde ihm als Geste bei der Vertragsunterzeichnung ein grüner Zweig überreicht. Die Menschen glaubten nämlich damals fest daran, dass dieses Geschenk dem Besitzer Wohlstand bringen und ihn vor bösen Geistern bewahren würde. Wer sich also trotz aller Sparsamkeit kein eigenes Grundstück leisten konnte, kam eben niemals an beziehungsweise auf einen grünen Zweig. Das damit verbundene Glück wurde ihm ein Leben lang verwehrt.

169. Was ziehe ich nur an?

Insbesondere Mädchen und Frauen machen sich oft viele Gedanken um ihre Klamotten und haben normalerweise deutlich mehr Teile im Kleiderschrank hängen als Jungs und Männer. Zu früheren Zeiten hatten die einfachen Mägde und Arbeiterinnen oft nur ein Kleid, das sie ständig am Leib trugen, und dazu mit etwas Glück noch eine Sonntagsrobe, die wie eine Kostbarkeit gepflegt wurde. Es sei denn, man war adlig. Denn an den Höfen in ganz Europa putzten sich die Damen damals schon selbst im Alltag sehr aufwändig heraus. Sie zogen sich normalerweise mehrmals an einem Tag um. So trugen sie ein Kleid zum Tee, eines zum Spazierengehen, eines zum Reiten und am Abend ein festliches Ballkleid für den Tanz. Die Kleider und Umhänge wurden immer wieder passend zur aktuellen Mode ausgetauscht und neu genäht. Es müssen also wahre Berge an Gewändern an jedem Hof zusammengekommen sein. Die absolut größte Kleiderkammer von allen hatte aber eindeutig Zarin Elisabeth I. von Russland. Ach was, es dürfte ein gesamtes Stockwerk gewesen ein, in dem sie ihre Roben aufbewahrte. Bei ihrem Tod im Jahre 1762 hinterließ sie 15.000 edle Kleider. Ob Elisabeth I. wohl trotzdem wie viele Damen hierzulande gejammert hat, sie hätte nichts anzuziehen?

170. Schlängelndes Monstrum

Wenn wir an Schlangen denken, kommen uns schon Anakondas gewaltig vor. Kein Wunder, sie sind ja auch die Größten ihrer Art und mit bis zu neun Metern Länge nun wirklich kein Pappenstiel. Dem teilweise ganze 250 Kilogramm schweren Reptil, das sogar schwimmen und tauchen kann, möchte man bestimmt nicht persönlich begegnen. Bedenkt man allerdings, dass vor 60 Millionen Jahren einmal die Titanoboa auf Erden gelebt hat, erscheint einem die Anakonda daneben wie ein kleines süßes Kuscheltier. Denn laut Schätzungen von Wissenschaftlern soll das Monster aus dem kolumbianischen Urwald mehr als 1,2 Tonnen schwer gewesen sein und 14 Meter gemessen haben – das ist so lang wie ein Schulbus! Sie muss beim Entlangschlängeln alles förmlich niedergewälzt haben. Ihre Beute schluckte sie in einem Happs am Stück hinunter, sogar ein ganzes Krokodil fand in ihrem Schlund problemlos Platz. So oder so ist es uns aber am allerliebsten, einfach von allen beiden verschont zu bleiben.

171. Ellenlange Geschichten

Manchmal fragst du dich vielleicht auch, wie die Menschheit früher klargekommen ist, so ganz ohne Internet, ohne Telefon, ohne Auto oder Strom. Es ist sicher ein viel beschwerlicheres Leben gewesen, aber die Leute wussten sich eben auf andere Weise zu helfen. Als Maßeinheiten wie das Kilogramm oder der Meter noch nicht eingeführt waren, trieben die Leute trotzdem schon regen Handel miteinander. Um ein Stück Stoff abzumessen, benutzten sie zum Beispiel einfach ihren Unterarm. Eine Einheit wurde „Elle" genannt und ging vom Ellbogen bis an die Spitze des Mittelfingers. Das Wort ist uns bis heute erhalten geblieben. Wir sagen umgangssprachlich „das kommt mir ellenlang vor", wenn etwas einfach nicht enden will. Auch

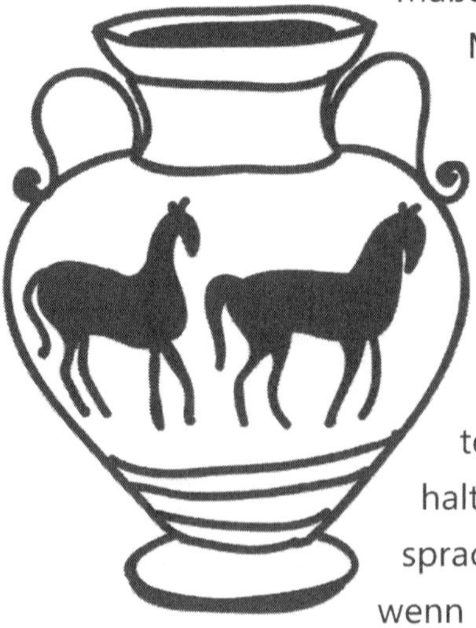

andere Körperteile wurden zum Messen genutzt. So gab es den „Fuß" oder die „Daumenbreite". Wenn Käufer und Verkäufer sehr unterschiedliche Körpergrößen hatten, wird man sich wohl auf ein Mitteldîng geeinigt haben.

Dies und das

172. Die berühmte lila Kuh

Wer kennt sie nicht, die Milka-Kuh mit den lila Flecken? Dieses Markenzeichen für Schokoladentafeln gibt es schon seit 120 Jahren und es ist immer noch erfolgreich wie eh und je. Das wurde vor ein paar Jahren bei einem Kunstwettbewerb sehr deutlich. Daran nahmen 40.000 Kinder teil, die eine Kuh malen sollten. Fast jedes dritte Kind wählte für seine Kuh weder braune noch schwarze Farbe aus, sondern malte sie mit einem lilafarbenen Stift. Auch mit dem Namen hat die Firma offensichtlich ins Schwarze getroffen, dabei setzt sich „Milka" einfach aus den Worten „Milch" und „Kakao" zusammen. Hast du das gewusst? Frag mal deine Freunde. Und falls du noch mehr schlaumeiern möchtest: Bis 2018 schaute die Milka-Kuh auf der Verpackung nach links. Seitdem guckt sie nach rechts. Wenn dir jemand eine Schokoladentafel andrehen will, die schon seit Jahren im Schrank liegt, kannst du das daran also sofort erkennen.

173. Geburtstagszwillinge

Kennst du zufälligerweise jemanden, der am gleichen Tag Geburtstag hat wie du? Was für ein Zufall, oder? Nein, eigentlich ist das gar nicht so unwahrscheinlich, wie wir denken. Stell dir mal vor, in einem Saal treffen 57 wildfremde Personen zusammen, um dort Blut zu spenden. Würde man die Leute einzeln nach ihrem Geburtstag aufrufen, so ist es zu 99 Prozent sicher, dass sich mindestens einmal zwei Personen gleichzeitig von ihren Plätzen erheben. Es wird also schätzungsweise einen solchen Geburtstagszwilling geben, wenn nicht sogar mehr. Selbst wenn bloß 23 Personen erscheinen, also nicht einmal die Hälfte, liegt die Wahrscheinlichkeit eines doppelten Geburtstages immer noch bei 50 Prozent. Je mehr Menschen wiederum im Raum sind, desto höher die Wahrscheinlichkeit. Allerdings wird dabei das Geburtsjahr nicht berücksichtigt, die beiden Leute haben also vermutlich ein unterschiedliches Alter. Wenn du glaubst, das ist alles nur erfunden, dann probiere es doch bei Gelegenheit mal selbst aus, vielleicht auf der nächsten großen Geburtstagsfeier oder bei einer Veranstaltung deiner gesamten Klassenstufe. Das Ergebnis wird bestimmt alle verblüffen.

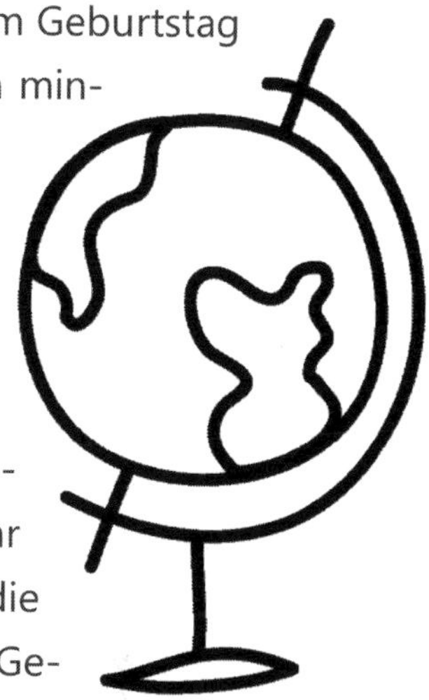

174. Tribüne unter Wasser

Wir alle kennen diese kleinen kugelförmigen Gläser, in denen ein armer Goldfisch traurig seine Runden dreht. Zum Glück sieht man das inzwischen eher in Comics als im echten Leben. Denn ohne jeglichen Zweifel ist das nicht die richtige Weise, ein Tier zu halten. Viel lieber würde der Goldfisch mit anderen Artgenossen in einem riesigen See schwimmen. Nehmen wir einmal an, man würde genau eine Million solcher Goldfischgläser samt ihrem Inhalt einsammeln. Wow, das wäre so viel Wasser, dass man damit ein komplettes Fußballstadion unter Wasser setzen könnte. Bis zu den Sitzplätzen auf den obersten Rängen wäre alles vollständig überflutet. Und eine Million Goldfische würde vergnügt darin herumsausen und sich plötzlich gar nicht mehr einsam fühlen. Nur mit dem Kicken dürfte es in diesem besonderen Stadion dann wohl in Zukunft doch etwas schwierig werden...

175. Leichen im Eisschrank

Sich nach dem Sterben einfrieren lassen, um dann irgendwann in der Zukunft wieder aufzutauen? Das klingt sehr nach einem Science-Fiction-Film, in welchem die Leute dann Jahrzehnte später wieder zum Leben erwachen und sich in der Welt gar nicht mehr zurechtfinden, weil in der Zwischenzeit so viele Veränderungen stattgefunden haben. Die meisten Wissenschaftler sind davon überzeugt, dass dieses Experiment im wahren Leben niemals gelingen würde. Denn nach dem Tod bauen sich die menschlichen Zellen nach und nach ab. Und wie sollte man jemanden wiederbeleben können, dessen Herz und Organe schon längst versagt haben? Trotzdem gibt es bereits 90 Leichen, die in der Hoffnung auf ein späteres zweites Leben eingefroren wurden. Hierfür benutzt man allerdings natürlich keinen gewöhnlichen Eisschrank, sondern spezielle Kammern. Diese werden mit flüssigem Stickstoff gefüllt, der eine Temperatur von minus 197 Grad Celsius hat. Und der Leichnam selbst muss aufwändig vorbereitet werden, um diese sehr spezielle letzte Reise antreten zu können.

176. Kopfüber mit Vollgas

In einem ihrer Abenteuer lernt Pippi Langstrumpf den Händler Konrad kennen, der den besten Kleber der Welt verkauft. Damit hält alles felsenfest, der Leim ist ein kleines Wunderwerk. Deswegen schmiert ihn sich Pippi direkt auf die Schuhsohlen und kann damit problemlos an den Zimmerwänden hochlaufen und kopfüber die Decke entlangmarschieren. Im wahren Leben bekommen wir das leider unmöglich hin. Zumindest können wir nicht in gemütlichem Tempo an der Zimmerdecke entlangspazieren. Setzen wir uns aber in ein Formel-1-Auto, so könnten wir theoretisch immerhin an der Decke entlangfahren. Das liegt zum einen daran, dass der ungewöhnlich starke Motor einen so kräftigen Antrieb erzeugt. Zum anderen ist das Fahrzeug aerodynamisch gebaut. Das bedeutet, dass es ohne großen Widerstand durch die Luft gleiten kann. Außerdem sorgt das schwere Gewicht der Rennwagen dafür, dass ein Druck entsteht, durch den sie umso stärker am Untergrund haften. Ob das Ganze wirklich in der Praxis funktioniert, hat allerdings bis heute noch keiner ausprobiert.

177. Der Februar als Lückenbüßer

Personen, die am 29. Februar geboren werden, sind selten. Und sie müssen obendrein immer ziemlich lange auf ihre nächste Geburtstagsparty warten. Denn dieses Datum gibt es nur alle vier Jahre im Kalender, nämlich im so genannten Schaltjahr. Für gewöhnlich hat der Februar nur 28 Tage und ist damit sowieso schon kürzer als alle anderen Monate, die 30 oder sogar 31 Tage dauern. Doch warum ist das so? Weil unsere Zeitrechnung nicht exakt funktioniert. Denn genau genommen dauert ein Tag nicht 24 Stunden, sondern ist ein klein wenig kürzer – 23 Stunden, 56 Minuten und 4 Sekunden, um genau zu sein. Unser Kalender „verrechnet" sich somit also immer ein bisschen. Deshalb brauchen wir alle vier Jahre einen Tag extra, um alles wieder auszugleichen. Dass ausgerechnet der Februar dafür herhalten muss, hat einen simplen Grund: Unser heutiger Kalender stammt aus dem alten Rom, und bei den Römern begann das Jahr im März und endete im Februar. Der extra Tag wurde also am Jahresende angehängt.

178. Ein Esel am Haken

Ungewöhnliche Berufe sind spannend. Denn manche davon findet man nur an einem einzigen Ort auf der Welt. Das gilt unter anderem für den Job von Jan de Jonge. Er verdient sein Geld als professioneller Eselangler. Allerdings ist er nicht hinter den haarigen grauen Eseln her, die „I-ah" machen, sondern hinter Drahteseln. Jan de Jonge lebt in Amsterdam. In der niederländischen Hauptstadt gibt es vor allem zwei Dinge zuhauf: nämlich Fahrräder und Kanäle – die gesamte Stadt ist von einem Netz aus Wasserwegen durchzogen, über die mehr als tausend Brücken führen. Da liegt es nahe, dass das eine oder andere Fahrrad mal abstürzt und im Wasser landet. Ehrlich gesagt passiert das sogar sehr oft, um die 30 Räder verschwinden jeden Tag auf diese Weise. Damit die Kanäle davon nicht verstopft werden und weiterhin Boote dort verkehren können, muss also ständig entrümpelt werden. Natürlich nicht mit einer Angel, sondern mit einem speziellen Kranschiff, das die Räder wie eine überdimensionale Zange greifen und nach oben befördern kann.

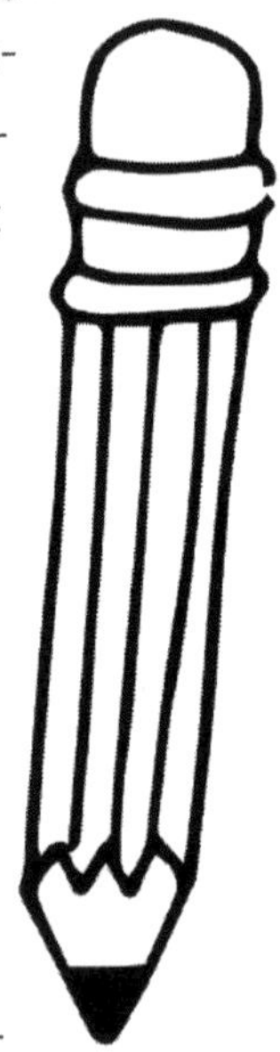

179. 6 Seiten und 21 Augen

Weißt du, welches Ding auf diese Beschreibung zutrifft? Ein Tier mit 21 Augen... hm, vielleicht ein exotisches Insekt. Aber 6 Seiten? Ein sehr dünnes Buch vielleicht, aber was haben dann die Augen damit zu tun? Viel einfacher – es handelt sich um einen Würfel! Der zeigt bekanntlich auf jeder der 6 Seiten eine Zahl von 1 bis 6. Da die Zahlen meistens durch kleine Punkte dargestellt sind, die sich leichter erkennen lassen, spricht man hier von „Augen". Die Anordnung ist auf jedem Würfel der Welt gleich. Denn zwei gegenüberliegende Seiten haben zusammen stets 7 Augen. So liegt also die 1 gegenüber von der 6, die 2 gegenüber von der 5 und die 3 gegenüber von der 4. Es sei denn, der Würfel ist gezinkt. So nennt man es, wenn beim Beschriften betrogen wurde, um beim Glücksspiel bessere Chancen zu haben. Wenn laut der Regeln zum Beispiel die 6 gewinnt, kommt sie auf einem gezinkten Würfel nicht nur einmal, sondern gleich doppelt vor und wird damit im Spiel umso häufiger gewürfelt – zumindest, bis einer den Schwindel bemerkt.

180. Fleißige Google-Helfer

Es ist total faszinierend, wonach wir im Internet so suchen können und wie unglaublich schnell wir Antworten auf alles Mögliche bekommen. Nehmen wir an, du willst dir ein Haustier anschaffen und gibst den Suchbegriff „Haustiere" ein. Schwuppdiwupp bekommst du schon seitenweise Material sowie Fotos und Videos angezeigt, die zum Thema passen. Du kannst stattdessen ebenso gut eine spezielle Frage formulieren, wie etwa „Welches Haustier schläft viel?", und wirst ebenfalls unzählige Antworten erhalten. Im Normalfall erscheinen diese in nur 0,2 Sekunden auf deinem Bildschirm. Damit das gelingen kann, müssen tausend Computer bei der Suche mithelfen. Jede Anfrage erzeugt also wahnsinnig viel Arbeit im Hintergrund, von der wir überhaupt nichts mitbekommen. Die Suchleiste kann außerdem deine Frage meistens schon erraten, weil sie sich merkt, welche Fragen von anderen Benutzern in der Vergangenheit schon häufiger gestellt wurden.

181. Bitte einmal volltanken!

Was meinst du, wie oft muss ein durchschnittliches Smartphone wohl zur Tankstelle, um anschließend wieder genug Energie zu haben? Tankstelle? So ein Quatsch, es hat ja keinen Motor, sondern bloß einen Akku. Und deswegen schließen wir es natürlich an die Steckdose an, um diesen aufzuladen. Das ist auch gut so, denn der Kraftstoff würde dem empfindlichen Gerät sicher nicht guttun. Außerdem ist das Aufladen per Strom nicht nur praktischer, sondern zugleich wesentlich umweltfreundlicher. Stell dir aber trotzdem mal vor, im Telefon wäre ein winziger Motor eingebaut, der das Gerät antreibt. Dann würde schon ein einziger kleiner Tropfen Benzin ausreichen, um den ganzen Tag über nonstop das Handy nutzen zu können. Denn aus diesem könnte man die gleiche Menge Energie erzeugen wie aus ein paar Stunden Akkuladezeit am Stromnetz.

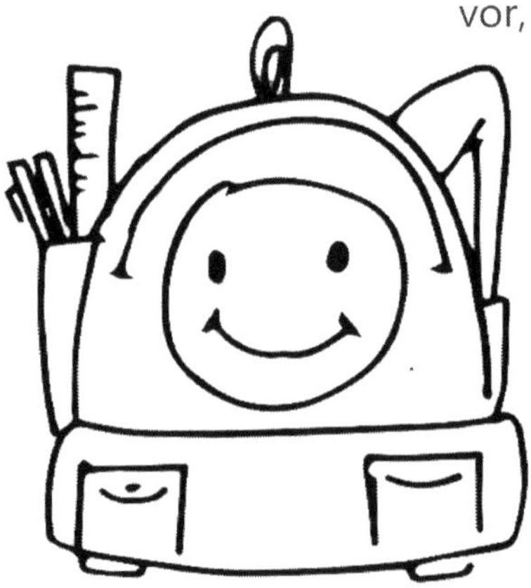

182. Unwahrscheinliches Pech

Viele Menschen haben Angst davor, ein schreckliches Unglück zu erleben, also zum Beispiel beim Gewitter draußen von einem Blitz erwischt, von einem wilden Bären angegriffen oder von einem umstürzenden Baum erschlagen zu werden. Es ist schon klar, dass es diese seltenen Fälle gibt, sie aber sehr unwahrscheinlich sind. Die Gefahr, dass ein abstürzendes Flugzeug so auf die Erde kracht, dass es genau auf dich drauffällt, liegt bei 1 zu 25 Millionen. Sie ist also verschwindend gering. Die Wahrscheinlichkeit, dass dieses Pech genau am heutigen Tag eintritt, liegt sogar nur bei 1 zu 7 Trillionen. Du siehst schon, das sind Zahlen, die wir uns gar nicht richtig vorstellen können. Zum Vergleich: Die Chance, dass du auf sechs Richtige im Lotto tippst, liegt bei 1 zu 14 Millionen. Dieser glückliche Fall wird also viel wahrscheinlicher eintreten, als unter einem Flieger begraben zu werden.

183. Gut durchdachtes Kofferwort

Vielleicht hast du selbst einen Gummiball zu Hause oder zumindest schon mal damit gespielt. Die kleinen Dinger haben eine enorme Sprungkraft. Sie prallen vom Boden und den Wänden ab und flitzen damit ordentlich durch die Luft. Der offizielle Name dieses Spielzeugs ist „Flummi", und die Bezeichnung passt wunderbar zu dem kleinen flinken Ding. Doch das Wort „Flummi" hat man sich nicht einfach so ausgedacht. Stattdessen steckt eigentlich eine Abkürzung für „Fliegender Gummi" dahinter. Werden zwei Wörter auf diese Art zu einem neuen zusammengefügt, nennt man das übrigens ein „Kofferwort". Auf Englisch ist beim Flummi lustigerweise genau das Gleiche passiert. Denn dort heißt er „flubber" und bildet damit ein Kofferwort aus „flying rubber", was übersetzt ebenfalls „fliegender Gummi" bedeutet.

184. Die Flagge in der Flagge

Ist dir schon mal aufgefallen, dass auf den Flaggen mancher Länder eine kleine separate Flagge abgebildet ist? Und dass diese immer oben links sitzt? Diese Miniflagge hat sogar einen eigenen Namen, man nennt sie „Gösch". Das kommt aus dem Vokabular der Seeleute, denn so bezeichnet man ebenfalls die Schiffsflagge, die vorne am Bug gehisst wird. Die gewählte Position ist kein Zufall, denn oben links ist sie am besten sichtbar und bekommt die meiste Aufmerksamkeit. Griechenland beispielsweise hat eine solche „doppelte" Flagge: Die Gösch besteht aus einem weißen Kreuz auf blauem Untergrund, während die restliche Flagge blau-weiß gestreift ist. Die Flagge der USA zeigt in der Gösch weiße Sterne auf blauem Grund und rot-weiße Streifen auf der Hauptflagge. Und auf den Flaggen von Australien und Neuseeland ist oben links die Flagge von Großbritannien abgebildet, weil beide Länder früher einmal zur britischen Krone gehörten.

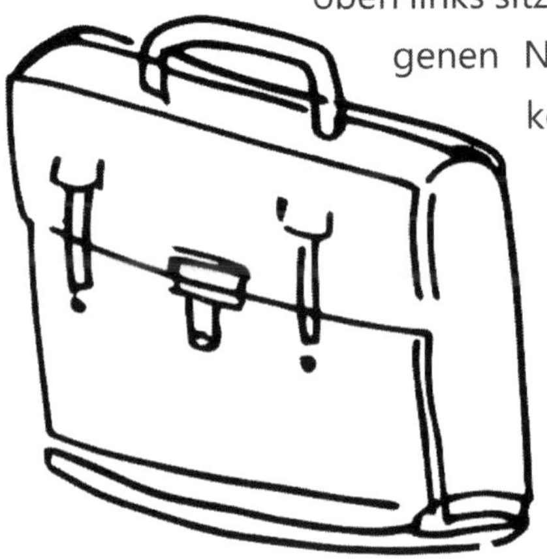

185. Bitte kurzfassen!

Wir Menschen ticken manchmal ziemlich unterschiedlich. Die einen können sich über Witze kaputtlachen, die andere Leute überhaupt nicht witzig finden. Unsere Geschmäcker sind verschieden, unsere persönlichen Eigenschaften ebenso. Und daher machen uns auch unterschiedliche Dinge Angst. Während die einen vor der kleinsten Maus kreischend davonrennen, fassen andere diese ganz cool mit den Händen an. Viele haben Angst vor Höhe, während ihre Freunde problemlos auf dem Fünf-Meter-Sprungbrett herumtollen. Einige Ängste allerdings treten so selten auf, dass man noch nie etwas von ihnen gehört hat. So unter anderem die Angst vor langen Wörtern. Je mehr Buchstaben aneinandergereiht sind, desto bedrohlicher fühlen sich diese für die betroffenen Patienten an. Absurd ist allerdings, dass genau diese Angststörung den Namen „Hippopotamomonstrosesquipedaliophobie" trägt. Als ob auch nur ein einziger Patient diese Bezeichnung aussprechen könnte, ohne Panikattacken zu bekommen.

186. Für gesunde Beißerchen

Na, wie sieht es aus? Putzt du dir schön jeden Morgen und Abend die Zähne? Oder lässt du die Pflege heimlich mal ausfallen, wenn es niemand bemerkt? Natürlich weißt du, wie wichtig das tägliche Putzen für die Gesundheit deiner Zähne ist. Am besten solltest du drei Minuten am Stück Ober- und Unterkiefer von allen Seiten mit der Bürste bearbeiten. Die meisten Menschen halten diese drei Minuten allerdings nicht ein, sondern beenden das Ritual viel schneller. Dennoch summiert sich die Zeit, die man mit Zähneputzen verbringt, nach und nach im Laufe der Jahre. So wirst du während deines ganzen Lebens insgesamt etwa 40 Tage damit beschäftigt sein, deine Beißerchen zu schrubben. Das klingt nach viel, findest du? Ist es aber nicht. Denn auf der Toilette verbringst du zusammengezählt immerhin drei volle Jahre! Und beim Essen sogar weit über fünf Jahre!

187. Der Trick mit dem Knick

Papier ist eigentlich ja hauchdünn und man kann es kinderleicht knicken und zerknüllen. Sogar richtig tolle Papiertiere lassen sich mit der Origami-Technik daraus basteln, wenn man Schritt für Schritt nach einer Anleitung vorgeht. Um die richtige Form herzustellen, muss man den Bogen dafür öfters falten, auf die andere Seite drehen und wieder falten. So geht das endlos weiter. Stopp! Das stimmt gar nicht, spätestens nach dem siebten Knick ist Schluss, denn ein achtes Mal lässt sich kein Stück Papier dieser Welt zusammenfalten. Du kannst das gerne selbst ausprobieren, wenn du es nicht glauben magst. Falte dazu einen beliebigen Bogen in der Mitte, sodass nun zwei gleich große Hälften aufeinanderliegen. Dann faltest du das entstandene Rechteck wieder Kante auf Kante. Fahre fort, bis du beim siebten Knick angekommen bist. Du merkst schon, inzwischen hast du ein richtig hartes Bündel vor dir, das aus 128 Lagen Papier besteht. Und dieses kannst du nun unter keinen Umständen noch ein weiteres Mal zusammenfalten. Der Widerstand ist einfach zu groß.

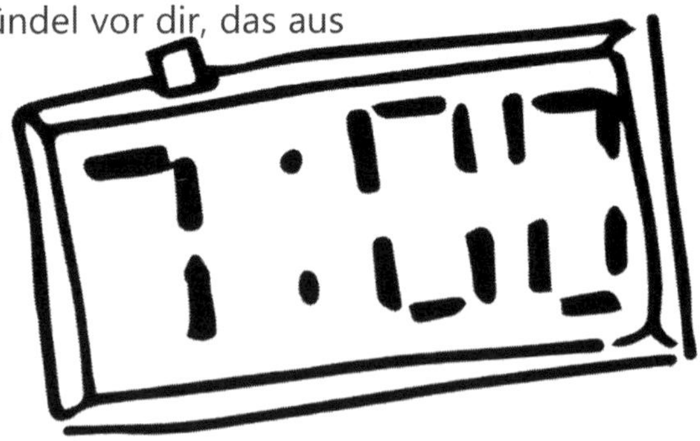

188. Fast wertlos und doch teuer

Hast du schon einmal eine nigelnagelneue Münze in den Händen gehalten? Solche Münzen schimmern und glänzen noch wunderschön und haben keinen einzigen Kratzer. Ob es die kleinen kupferfarbenen Münzen allerdings in ein paar Jahren immer noch geben wird, ist unklar. Denn so verrückt das klingt, doch sie erzeugen richtig hohe Kosten. Wird nämlich neues Geld produziert, so müssen 1,65 Cent für die Fertigung ausgegeben werden, um eine 1-Cent-Münze herzustellen. Zum einen müssen Materialien bezahlt werden – im Fall der rötlichen 1- und 2-Cent-Münzen also Stahl und Kupfer. Zum anderen kostet das Stanzen und Prägen der Münzen selbstverständlich ebenfalls Geld. Du siehst schon, dass das eine ziemlich schlechte Rechnung ergibt. Das Kleingeld ist damit kostspieliger als sein eigentlicher Wert. Viel besser sieht die Sache dagegen mit Geldscheinen aus. Die kosten bei der Herstellung ebenfalls nur ein paar Cent, haben dafür aber einen viel höheren Wert wie 10, 20 oder gar 100 Euro.

189. Ein Leben lang Labello

Viele Mädchen und Frauen lieben es, ihre Lippen mit allerlei Produkten zu einzuschmieren. Da gibt es den allseits bekannten Labello für die Hosentasche, fruchtig duftenden Balsam, kleine Tiegel mit Cremes und Wirkstoffen. Und eigentlich sollen alle diese Artikel dazu beitragen, die Haut besonders weich und geschmeidig zu machen. Das heißt, wer seine Lippen eine Weile häufig eincremt und pflegt, sollte anschließend gar kein Lippenbalsam mehr brauchen, oder? Aber in Wirklichkeit ist genau das Gegenteil der Fall – stattdessen hat man noch stärker das Gefühl von trockenen Lippen und greift immer häufiger zum Labello, so als wäre man schon fast süchtig nach der Lippenpflege. Das genau ist die Idee der Hersteller, denn sie wollen logischerweise möglichst viel von ihren Produkten verkaufen. Also wird vielen Artikeln ein Stoff beigemischt, der „Salicylsäure" heißt. Ebendieser sorgt jedoch dafür, die Lippenhaut rau und spröde zu machen! Also kaufen die Leute natürlich fleißig weiter Pflegeartikel, und der Teufelskreis hört niemals auf. Was für eine fiese Masche!

190. Die allwissende Alexa

Sicherlich kennst du jemanden, der zu Hause eine so genannte „Alexa“ hat – diese furchtbar schlaue Sprachassistentin in der kleinen Box. Womöglich steht ja auch bei euch im Wohnzimmer eine, die euch hilft, den Einkaufszettel zu schreiben, oder auf Kommando eure Lieblingsmusik abspielt. Doch wie kann so ein lebloses Gerät eigentlich so viel wissen und sogar Dinge korrekt erledigen? Manchmal kommt einem das Ding schon fast gespenstisch vor, so als würde im Inneren tatsächlich ein winzig kleiner Mensch sitzen, der ihr all die Antworten einflüstert. Stattdessen steckt eine Technik dahinter, die sich „künstliche Intelligenz“ nennt. Sie kann dazulernen und Verhaltensmuster von Menschen erkennen. Diese künstliche Intelligenz wird inzwischen schon in den verschiedensten Bereichen genutzt – zum Beispiel auch dann, wenn du am Handy Angebote von Sportschuhen siehst, weil du kürzlich danach gesucht hattest, oder auf YouTube neue Videos vorgeschlagen bekommst, die dir gefallen könnten. Obwohl die Technik also von Menschen programmiert wird, sind wir schon gar nicht mehr richtig vor ihr sicher.

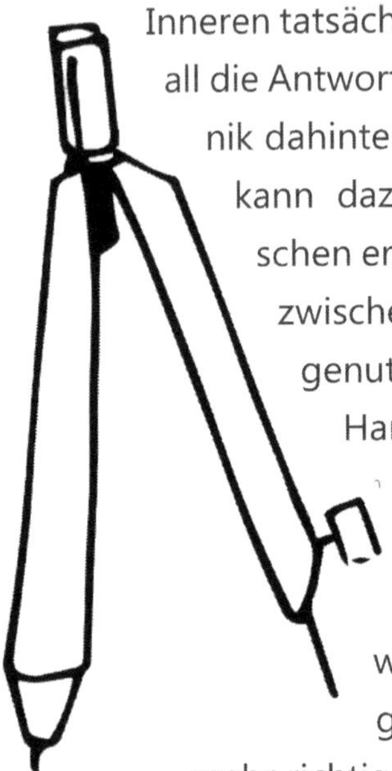

191. Alltägliche Bakterienschleudern

Woran denkst du als Erstes beim Thema „Bakterien“? Vielleicht an ein hustendes Kind, das Bakterien auf seine Mitmenschen übertragen kann, oder aber an einen unappetitlichen Mülleimer. Auch da tummeln sich die unsichtbar kleinen Dinger natürlich in großer

Anzahl. Tatsächlich fassen wir jeden Tag ständig Gegenstände an, die vor Bakterien nur so wimmeln und damit alles andere als hygienisch sind. Interessanterweise ist aber die Klobrille darunter mit einer der harmloseren Orte, an denen sich die einzelligen Lebewesen fröhlich vermehren. Viel mehr Krankheitserreger finden sich stattdessen auf dem Spülschwamm oder Putzlappen. Hier können sie sich durch die Feuchtigkeit hervorragend ausbreiten. Aber auch am Handy und Festnetztelefon klebt eine Vielzahl von Bakterien, ebenso wie an einer Computertastatur und jeder Türklinke. Außerdem finden sich jede Menge davon auf Schuhsohlen, auf Geldscheinen, an Portemonnaies oder Handtaschen. Sogar Kuscheltiere sind von den unsichtbaren kleinen Mitbewohnern befallen. Die wirst du aber los, wenn deine Eltern die plüschigen Freunde regelmäßig in Plastiktüten stecken und mit diesem Schutzanzug für zwei Tage in den Gefrierschrank legen. Unter den eisigen Temperaturen gehen die Erreger nämlich ein.

192. Und sie rollt und rollt und rollt...

Wer denn? Die Eisenbahn? Nein, die müsste irgendwann einmal anhalten, weil die Gleise enden. Die Rede ist viel eher von einer Rolltreppe, die sich pausenlos bis in alle Ewigkeit bewegen kann. Wir alle kennen sie aus Kaufhäusern oder Flughäfen, also stellen sie keine Besonderheit mehr dar. Es sei denn, die Treppe ist eben überdurchschnittlich lang. Das trifft unter anderem auf das Modell zu, das die Besucher der neuen Elbphilharmonie in Hamburg befördert. Sie ist mit 82 Metern die längste Rolltreppe in

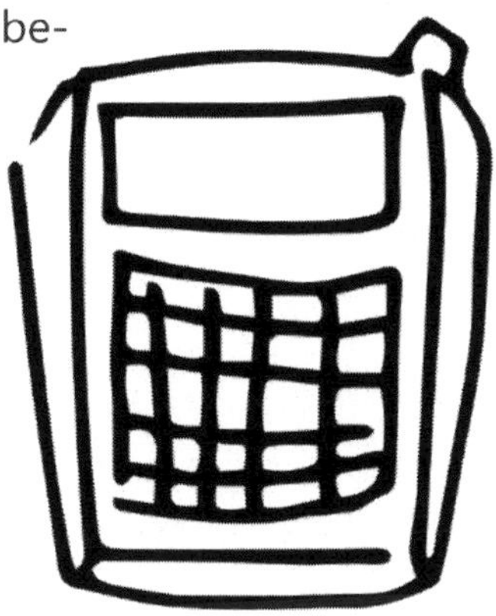

Deutschland. Ungewöhnlich ist aber zudem ihre gebogene Form. Dadurch lässt sich das Ende der Treppe von unten nicht erahnen. Wer noch länger auf einem solch praktischen Fließband für Menschen stehen möchte, ist in Russland richtig, genauer gesagt in St. Petersburg. Die Metro dort liegt besonders tief unter der Erde, weil die Stadt in einem Sumpfgebiet erbaut wurde. Daher fehlt es nicht an langen Rolltreppen hinunter zu den unterirdischen Gleisen. Die längste führt 137 Meter hinab bis zur Station Admiralteiskaja und braucht dafür etwa drei Minuten.

193. Gut verarztet

In einem Gebäude in New York werden im Durchschnitt jeden Monat 1.430 Pflaster benötigt. Und doch handelt es sich dabei weder um ein Krankenhaus noch um eine gigantische Kindertagesstätte. Was also könnte der Grund dafür sein? Wieso verletzen sich so viele Menschen immer und immer wieder? Weil sie sich jeden Tag in enge, unbequeme Ballettschuhe zwängen! Denn es geht hierbei um eine der bekanntesten Tanzkompanien weltweit, um das New York City Ballet. Hundert professionelle Tänzer üben dort täglich und treten vor Publikum auf. Aufgeschürfte Füße sowie abgebrochene und eingewachsene Zehennägel bleiben da nicht aus und müssen mit entsprechend viel Verbandsmaterial verarztet werden. Leider gehören aber genauso gerissene Sehnen, böse Verstauchungen und sogar Knochenbrüche zum Alltag. So traumhaft scheint eine Karriere als Primaballerina also in Wirklichkeit doch nicht zu sein.

194. A, B, C, die Katze lief im Schnee

Hast du einen Lieblingsbuchstaben? Vielleicht ist es der Anfangsbuchstabe deines Vornamens? Unser Alphabet hat 26 Buchstaben, aus denen sich im Deutschen weit mehr als 300.000 Wörter zusammensetzen lassen. Ganz schön viele Kombinationsmöglichkeiten also! Obwohl jedem klar ist, dass man nicht alle einfach nach Lust und Laune durcheinanderwürfeln kann. Damit das mit der Aussprache auf jeden Fall funktioniert, brauchen wir vor allem Vokale, also A, E, I, O und U. Allerdings sind zu viele davon umgekehrt auch nicht so gut. Der am häufigsten benutzte Buchstabe ist mit Abstand das E. Es kommt in der deutschen Sprache mehr als doppelt so häufig vor wie das R. Auch N und I sind sehr zahlreich vertreten. Du kannst ja mal selbst eine Probe machen und in einem kurzen Text nachzählen, wie viele E, N, I und R auftauchen. Würdest du diesen Versuch mit allen Buchstaben durchführen, wäre das Q auf jeden Fall das Schlusslicht. Aber auch C, J, X und Y sind sehr unbeliebt und werden eher selten verwendet. In einer Disziplin jedoch verliert das E: Wenn es nämlich um Jungen- und Mädchennamen geht, überwiegt der Buchstabe A.

195. Bitte Parkplatz freihalten!

Wenn der US-Amerikaner Jay Ohrberg in den 90er-Jahren am Straßenrand einparken wollte, war es mit einem solchen Schild nicht getan. Denn er besaß kein normales Auto, sondern die längste Limousine, die weltweit jemals gebaut wurde. Sie bewegt sich auf 26 Rädern und misst von der Stoßstange bis zum Rücklicht knapp 31 Meter. Das Gefährt der Marke Cadillac nennt sich „The American Dream", also „der amerikanische Traum", und wurde ins

Guinnessbuch der Rekorde aufgenommen. Aufgrund der übertriebenen Größe sind zwei Motoren nötig, um es überhaupt fahren zu können. In seiner Mitte befand sich anfangs ein Gelenk, wie du es von einem Ziehharmonikabus kennst. Dennoch war es äußert schwierig, mit dem Koloss irgendwie um die Kurve zu kommen. Weit fahren lassen brauchte sich Jay Ohrberg von seinen zwei Chauffeuren allerdings sowieso nicht, denn der vermögende Besitzer hatte alles jederzeit an Bord – vom komfortablen Wasserbett bis zum kleinen Swimmingpool. Selbst für einen eigenen Helikopterlandeplatz ist am hinteren Teil des ungewöhnlichen Fahrzeugs Platz, das heute in einem Museum steht.

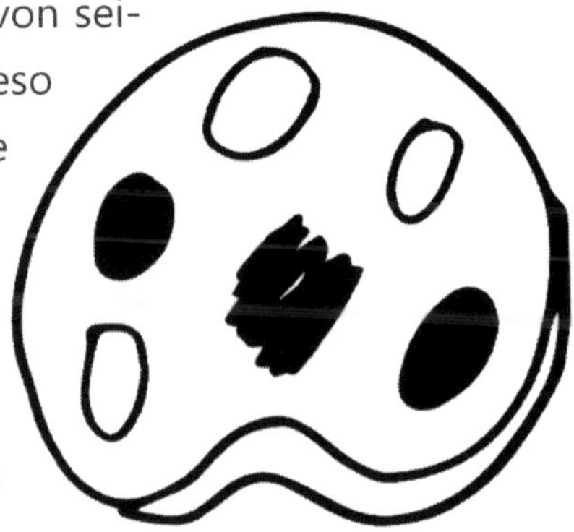

196. Service für Drückeberger

Du hast in deiner Familie oder im Bekanntenkreis sicher schon mal mitbekommen, wie sich Leute verliebten und ein Paar wurden und wie sich dann das eine oder andere dieser Paare auch wieder trennte. Das ist nichts Ungewöhnliches. Entweder beschließen die beiden gemeinsam, lieber doch ohne den anderen zu leben, oder aber nur einer von beiden überlegt es sich anders und empfindet keine Gefühle mehr. Dann ist es sehr knifflig, das dem Partner irgendwie beizubringen. Im besten Fall sucht man ein persönliches Gespräch. Viele Leute sind allerdings feige und machen am Telefon oder per Textnachricht Schluss. Wer selbst gar nicht den nötigen Mut zu diesem Schritt aufbringt oder einfach nicht die passenden Worte findet, kann sich sogar an spezialisierte Agenturen wenden. Die Mitarbeiter dort tun den lieben langen Tag nichts anderes, als gegen Geld Beziehungen zu beenden. Sogar die Art und Weise kann man sich als Kunde aussuchen – ein persönliches Treffen mit dem Schlussmacher ist natürlich teurer als ein verschickter Brief oder ein Telefonat. Ob diese Vorgehensweise den Liebeskummer der anderen Person in irgendeiner Form leichter macht, ist allerdings sehr fraglich.

197. Leichen für die Wissenschaft

Hast du schon mal einen Krimi im Fernsehen gesehen? Wenn eine Leiche entdeckt wird, können Experten daran so allerhand feststellen. Nicht nur, wie lange jemand schon tot ist und ob der Körper vergiftet wurde, sondern noch viel mehr Details. Diese helfen, den Fall aufzuklären und im Falle eines Mordes den Täter aufzuspüren. Um auf diesem Gebiet fortlaufend besser zu werden, müssen natürlich viele Studien vorgenommen werden. Dazu gibt es so genannte „Body Farms", die aber mit beschaulichen Bauernhöfen wirklich nichts gemeinsam haben. Vielmehr führen Wissenschaftler auf diesen verlassenen Höfen verschiedene Untersuchungen an sterblichen Überresten durch. Die toten Körper werden dazu im Schlamm vergraben oder in einem Kofferraum versteckt. So stellt man Situationen nach, die tatsächlich auftreten können, und beobachtet dabei den Verwesungsprozess. Uaaah, solch einen gruseligen Beruf kann sich doch niemand freiwillig aussuchen.

198. Gigantischer Papierverbrauch

Staunst du immer wieder darüber, was es nicht alles an Informationen im Internet gibt? Man kann nach den ungewöhnlichsten Dingen suchen und wird trotzdem jede Menge Texte, Fotos und natürlich auch einen Haufen Blödsinn finden. Die Inhalte sind zwar jetzt schon unvorstellbar umfangreich, aber trotzdem kommen jeden Tag noch weitere Daten dazu. Schließlich werden rund um die Uhr neue Beiträge und Artikel hochgeladen, ohne aber gleichzeitig ältere Beiträge zu löschen. Wollte man den kompletten Umfang des Internets heute auf Papier ausdrucken, so wäre der Papierverbrauch einfach gigantisch. Man bräuchte dafür nicht nur Unmengen an Druckertinte, sondern vor allem Papier, Papier und nochmals Papier – und zwar umgerechnet ungefähr 136 Milliarden leere Bögen. Um die herzustellen, müssten 16 Millionen Bäume gefällt werden. Das würde bedeuten, eine Urwaldfläche abzuholzen, die so groß ist wie 15.000 Fußballfelder zusammen!

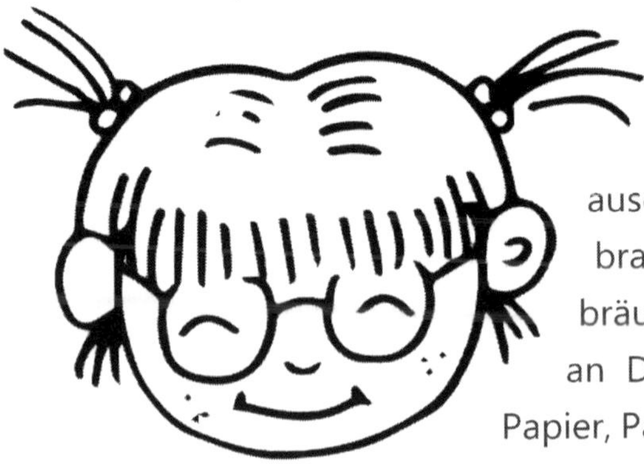

199. Geheimnisvolles Lottospiel

Aus dem Fernsehen kennst du bestimmt die Ziehung der Lottozahlen. Sie findet immer mittwochs und samstags statt und wird live übertragen, während viele Menschen zu Hause mit ihrem Tippschein gespannt zuhören und auf einen Gewinn hoffen. Zuerst werden die 49 Kugeln in ihrer durchsichtigen Trommel kräftig durchgemischt, bevor durch Zufall nacheinander sechs davon in die bereitgestellten leeren Behälter fallen. Was aber kaum einer weiß: Die Lottokugeln sind in Wirklichkeit nur stinknormale, vier Zentimeter große Tischtennisbälle. Die einstelligen Zahlen werden jeweils 15 Mal darauf gedruckt. Für die Zahlen von 10 bis 49 ist dagegen weniger Platz, sie passen nur zwölf Mal auf die jeweilige Kugel. Damit am Ende wirklich jede Kugel exakt das gleiche Gewicht hat, werden alle mit mehr oder weniger Klarlack bestrichen. Bei den Ziehungen geht es um enorm viel Geld. Damit keiner die Lottokugeln zu seinen Gunsten manipulieren kann, bleiben sie sicher im Tresor verwahrt. Nur für die Ziehungen werden sie entnommen und anschließend direkt wieder eingeschlossen.

200. Am laufenden Band

Wenn du schon einmal geflogen bist, weißt du ja, wie man am Ankunftsort wieder an seinen Koffer kommt. Der wird zusammen mit den Gepäckstücken aller anderen Reisenden auf einem Förderband durch die Hallen transportiert. So fährt er irgendwann an seinem Besitzer vorbei und kann heruntergenommen werden. Wie Schlangen winden sich unzählige solcher Gepäckbänder durch jeden Flughafen der Welt. Je mehr Passagiere an einem Flughafen abgefertigt werden, desto größer muss natürlich die ganze Gepäckanlage sein. Am Frankfurter Flughafen zum Beispiel sind alle Gepäckbänder zusammen über 81 Kilometer lang. Das ist so weit, als würdest du die Strecke von Köln nach Dortmund mit dem Fahrrad zurücklegen. In einem Jahr werden darauf 28,5 Millionen Koffer und Reisetaschen transportiert. Stell dir vor, jeder einzelne Bewohner aus Moskau, London, Berlin und Madrid zusammen würde jeweils ein Gepäckstück abgeben. Dann kommst du auf genau die gleiche Menge.

Fazit

Wow, du bist ja eine wahre Leseratte und schon am Ende aller 200 Fakten angekommen!
Und wie ist es dir beim Lesen dieser Seiten ergangen? Hattest du zuvor von der einen oder anderen Geschichte schon einmal etwas gehört und dich nur nicht mehr an die Einzelheiten erinnert? Waren so unglaubliche Informationen dabei, dass du sie fast für einen blöden Scherz gehalten hast? Da können wir dich beruhigen – obgleich es einiges zu lachen gibt und manches gar zu unwahrscheinlich klingt, ist doch rein gar nichts davon erfunden. Manchmal reicht nur einfach unser Vorstellungsvermögen nicht aus, vor allem dann, wenn es um riesige oder winzig kleine Dimensionen geht, die wir schlichtweg nicht nachvollziehen können.
Wir hoffen jedenfalls, dass dieses Buch ein kurzweiliges Vergnügen war, durch das du sehr viel dazulernen konntest. Und natürlich, dass dir einige Male vor Staunen förmlich die Kinnlade heruntergeklappt ist. Denn anders kann man auf viele der beschriebenen Wunder kaum reagieren. Wenn wir dich obendrein zum Kichern gebracht haben – umso besser.
Nicht alle Tatsachen werden dir im Gedächtnis bleiben, aber das macht überhaupt nichts. Schließlich kannst du dieses Buch ja immer wieder zur Hand nehmen und erneut darin stöbern oder deinen Freunden und Familienmitgliedern daraus vorlesen. Tolle Ratespiele lassen sich mit diesen 200 Fakten ebenfalls wunderbar umsetzen. Da wird dir sicher etwas Kreatives einfallen.
Ist deine Wissbegierde jetzt erst so richtig geweckt, kannst du natürlich zu ganz vielen Themen selbst weiterforschen. Du wirst sehen, da

gibt es noch unzählige fantastische Fakten, die nur darauf warten, bald von dir entdeckt zu werden.

Printed in Poland
by Amazon Fulfillment
Poland Sp. z o.o., Wrocław

88294482R00083